呼吸からみた摂食機能障害

編集
太田清人
合同会社gene・訪問看護ステーション仁

中山書店

●執筆者一覧

◎編集

太田　清人　　合同会社gene・訪問看護ステーション仁：理学療法士

◎執筆者（執筆順）

本多　知行　　佐賀社会保険病院リハビリテーション科：医師
太田　清人　　合同会社gene・訪問看護ステーション仁：理学療法士
巨島　文子　　京都第一赤十字病院リハビリテーション部神経内科：医師
太田　倫　　　尾西病院リハビリテーション科：理学療法士
南谷さつき　　合同会社gene・訪問看護ステーション仁：理学療法士
北脇　将志　　国民健康保険智頭病院リハビリテーション室：言語聴覚士
村田　俊弘　　村田歯科：歯科医師
山田誠一郎　　株式会社All for One：理学療法士
中東　真紀　　四日市社会保険病院：管理栄養士
江頭　文江　　地域栄養ケアPEACH厚木：管理栄養士
水野　昭彦　　水野歯科医院：歯科医師
張本　浩平　　合同会社gene：理学療法士

序文

　医療機関や介護施設あるいは居宅療養の場面において，摂食機能障害（摂食・嚥下〈機能〉障害）への取り組みは急速な進歩を遂げ，知見も積み重ねられて，今日では，以前なら口から食べることができないとされた患者・利用者でも，何とか口から食べられるようになってきました．

　一方，超高齢社会の進展により，誤嚥性肺炎を含む誤嚥性肺疾患患者の数は，減少傾向がみられないばかりか，その病態は多様化・潜在化しています．誤嚥性肺炎は摂食機能障害のみならず，加齢による虚弱などさまざまな問題が複雑に絡み合って発症するもので，生理学的にみても，ヒトであるかぎり避けられない宿命の疾患であるようにも感じます．

　それに加え最近では，呼吸器疾患を患っている方々の誤嚥性肺炎も多く目にするようになりました．呼吸器疾患例においては，呼吸機能低下に伴って摂食機能の低下がみられることも少なくありません．

　呼吸器疾患と誤嚥性肺炎の関連性の研究も増え，誤嚥性肺炎に対する摂食・嚥下リハビリテーションや口腔ケア，最近では摂食機能障害への呼吸リハビリテーションも盛んに行われるようになりました．私自身，誤嚥性肺炎患者のリハビリテーションに携わり早20年が経過し，施術させていただいた患者・利用者の数も1,600名を超えました．

　しかしながら，というべきか，だからこそ，というべきかはわかりませんが，私は近年，誤嚥性肺炎患者に対する個々のアプローチはとても高度で理論的に行われているにもかかわらず，それぞれが関連なく独立して行われていることに疑問を感じるようになりました．

　すなわち，呼吸と嚥下の関連部分を理解したうえで，その両者の関係性を考慮し，摂食・嚥下リハビリテーションと呼吸リハビリテーション，嚥下と呼吸を協調させたアプローチ，いわば「呼吸・嚥下リハビリテーション」が重要なのではないかと考えるようになったのです．

　本書は，このような臨床上の問題意識から企画したものです．呼吸器疾患例の摂食機能障害へのアプローチを中心に，嚥下と呼吸の両者を考慮したアプローチはいかにあるべきか．実践に役立つように構成したつもりです．

　多くの先生方，患者さま，利用者さまに支えられて今日の私があります．それぞれの方々への恩返しの意味も含め，本書を出版いたしました．各位にこの場を借りて感謝の気持ちを申し上げます．そして，本書が誤嚥性肺炎の治療・リハビリテーション・ケアに携わる医療専門職の方々の，臨床実践の一助になることを心より願っています．

2012年7月

太田清人

CONTENTS

執筆者一覧——ii
序文——iii

Chapter Ⅰ 呼吸と摂食機能障害

- 摂食・嚥下と呼吸の関係を理解する ……………………………… 本多知行，太田清人　2

Chapter Ⅱ 呼吸器疾患と摂食機能障害

- 摂食機能障害をもたらす主な呼吸器疾患 ……………………………… 太田清人　18

Chapter Ⅲ 呼吸・摂食機能障害の評価

1. 摂食・嚥下機能障害の評価と関連する疾患 ……………………………… 巨島文子　28
2. 摂食機能障害でおさえておきたい呼吸機能評価 ……… 太田　倫，太田清人　40

Chapter Ⅳ 呼吸・摂食機能療法

1. 呼吸・摂食機能療法とは ……………………………………………………… 太田清人　56

② 摂食機能障害における呼吸リハビリテーション ………… 南谷さつき　64

③ 摂食機能障害へのアプローチ ………… 北脇将志, 太田清人　74

④ 呼吸・摂食機能療法における口腔ケア ………… 村田俊弘　85

⑤ 呼吸・摂食機能療法に必要な姿勢へのアプローチ ………… 山田誠一郎　92

Chapter Ⅴ 栄養療法

① 呼吸器疾患を伴う摂食機能障害患者の栄養療法 ………… 中東真紀　106

② 摂食機能障害患者の食事（嚥下食） ………… 江頭文江　117

Chapter Ⅵ 在宅における呼吸・摂食機能療法の実際

① 医師, 歯科医師の立場から ………… 水野昭彦　126

② リハビリテーションスタッフの立場から ………… 張本浩平　130

索引 ………… 133

Chapter I

呼吸と摂食機能障害

摂食・嚥下と呼吸の関係を理解する

はじめに

　誤嚥のために経口摂取が禁止され，経鼻経管栄養（NGチューブ）による栄養管理が当たり前となっていた1980年代前半では，チューブを抜いて再び経口摂取を考えてみようとか，そもそも経口摂取がQOL（生活の質）に深く関連すると考える医療従事者は大変少なかった．

　しかし，1980年代後半から90年代になると，摂食機能障害（摂食・嚥下機能障害）の評価・治療に関連する医療専門職種が，この障害になんとか対応しようと研究会（1988年：日本嚥下障害臨床研究会）や学会（1996年：日本摂食・嚥下リハビリテーション学会）を立ち上げ，活発な学会活動や啓発活動の結果，現在では摂食機能障害に対する治療大系や，リハビリテーションやケアの手法が確立しつつある．

　一方，摂食機能障害の治療における職種の役割はいまだ明確とはいえない．ST（言語聴覚士）については1998年制定の言語聴覚士法に，「医師・歯科医師の指示のもとに嚥下訓練を担う」と明文化されているが，同等に重要な職種であるPT（理学療法士），OT（作業療法士）は，摂食機能障害における役割は（少なくとも法的には）位置づけられていないし，臨床現場においても明確なものはない．

　本書は，「呼吸からみた摂食機能障害」という視点をもつことで，嚥下機能と呼吸との関連，合併症としての誤嚥性肺炎，呼吸障害が嚥下に及ぼす影響などをより広く深く理解することを目指すものである．

　まず本稿では，摂食機能障害について全般に述べ，そこに関連してくる呼吸の問題について概説する．摂食機能障害に携わる職種がどのような視点と役割をもってこの障害に取り組んでいくべきか．多くの専門職がこの領域に興味をもち，それぞれの専門性を発揮することで，患者さんが「少しでも安心して安全に口から食べられる」状況を作り出してほしい．

摂食・嚥下機能を理解する

1 摂食・嚥下機能の5段階（広義）と嚥下運動（狭義）とは

　1980年代までは，嚥下運動は，口腔期，咽頭期，食道期の3段階に分かれるという考え方が一般的であった（❶）．しかし，ヒトが意識的に「ものを食べる行為」（摂食行為）という捉え方をする場合，以下のように5段

❶ 嚥下の3期

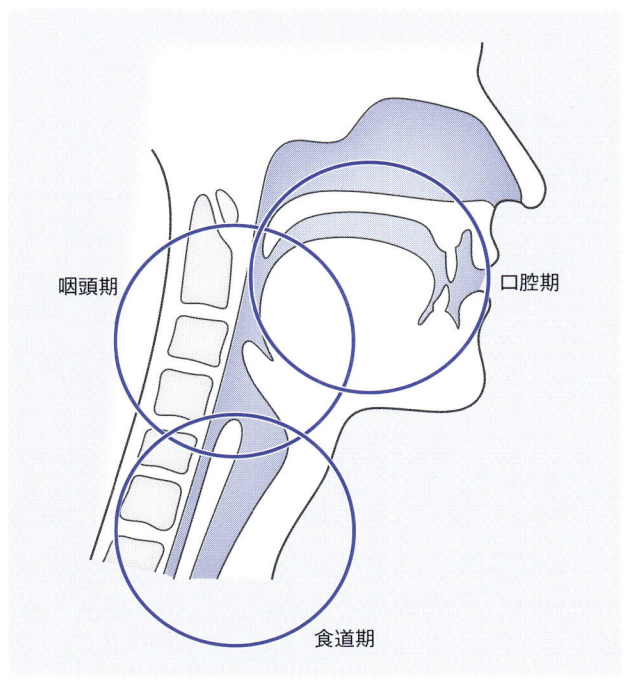

階（準備期を口腔期に含め，4段階に分けられる場合もある）で分類する
ほうが理解しやすいため，現在はこの区分で整理されることが多い．先行
期や準備期の障害により，結果として誤嚥が起こる可能性があることを十
分知っておく必要がある．

1）嚥下の5期（4期）

（1）先行期

飲食物が口に入る前に，それが食べられるかどうかを認識し，どの程度，
どのように食べるかを決定する時期．

意識状態や知的レベル，摂食行為の認識，認知・情動制御機能が重要と
なる．好き嫌いや食欲なども大きく影響する．

先行期はさらに，①認知期と，②行動期に分類される．

①認知期

食物および摂食行為を認知する時期．色，形，匂いなどの情報，食物の
位置や環境を嗅覚，視覚，聴覚，手指の触覚などで確認し認知する．

②行動期

認知した食物を口腔まで運搬する時期．上肢機能（箸またはスプーンが
使えるのか，手でうまく口まで運べるのか），体幹機能（頸部のコントロ
ール，摂食可能肢位）および一連の食事動作の遂行性が重要となる．

（2）口腔・準備期

飲食物が口唇によって口腔内に取り入れられ，食物の物性が認知される
と咀嚼が必要かどうか判断される時期．

❷ 嚥下の5期（4期）

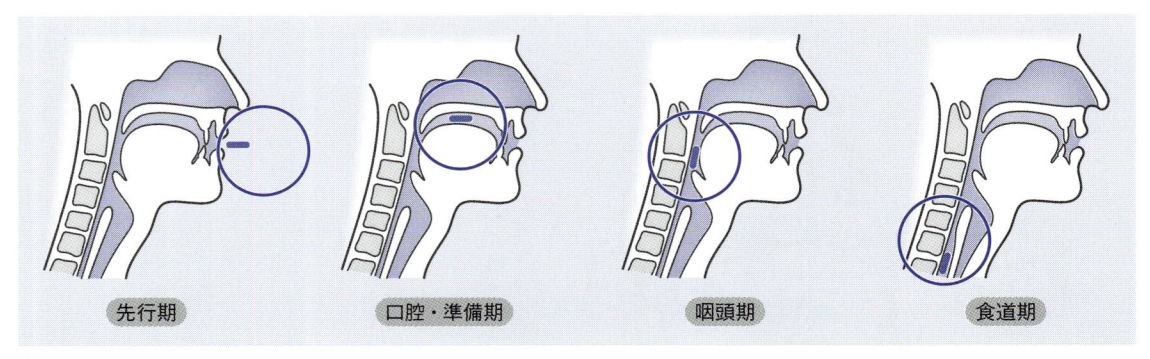

先行期　口腔・準備期　咽頭期　食道期

① 咀嚼が必要な場合→準備期
　咀嚼され知覚され，飲み込みやすい食塊を形成し嚥下運動が行われるまでの時期．準備期はさらに，① 加工処理期と，② 食塊形成期に分類される．
　① 加工処理期：咀嚼や唾液と混ぜ合わせることなどで食物を嚥下しやすく処理する時期．
　② 食塊形成期：処理された食物を嚥下しやすい量（1口量）の塊（食塊）に形成する時期．
② 咀嚼が必要ない場合→口腔期
　口腔内の食塊を咽頭へ送る時期．この時期は随意運動なので，運動を途中で止めることが可能である．
(3) 咽頭期
　食塊を咽頭から食道へ送る時期．食塊の移動によって口腔粘膜の知覚受容器が刺激されると，嚥下反射と称される，非常に複雑にして精巧な反射運動が経時的に起こる．
(4) 食道期
　食道に入った食塊を胃に送り込む時期．食塊が食道に送り込まれると食道筋の蠕動運動（第1次蠕動波）が起こり，自動的に食塊を胃に運搬する．食道内通過時間は，通常5～10秒である．食塊が硬く大きい場合，第2次蠕動波が発生し，第1次蠕動波と相乗することにより食塊運搬を促進する．

2）嚥下運動（狭義）
　先行期から食道期までの状態を❷に示す．
　嚥下運動（狭義）を概観すると，実際に食物（食塊）が口に取り込まれ（口唇閉鎖），咀嚼され飲み込みやすい食塊形成がなされ（準備期），その食塊を舌が咽頭に送り込む（口腔期）．咽頭に食塊が送り込まれると，軟口蓋は挙上して鼻腔からの気道を閉鎖する．食塊は下咽頭に送り込まれるが，喉頭に食塊が入る（誤嚥）ことを防止するため喉頭は前上方に挙上して喉頭蓋が後方に反転し，喉頭を閉鎖する（咽頭期）．同時に食道入口部が開

❸ 嚥下運動
- 1日：約600回程度
- 日中食事以外：23.5±11.5回/時
- 食事中：180±55回/時
- 睡眠中：5.3±1.7回/時

※食道内移動時間
- 液汁類：1〜6秒
- 固形物：30〜60秒

❹ 味覚と口腔内温度覚
- 熱いもの：60℃以上が好まれる
- 冷たいもの：15℃程度が好まれる
- アイスクリームなど：−6℃程度が好まれる

大し，食塊は咽頭収縮と咽頭—食道間の圧較差で食道に移送される．食道は蠕動運動によって食塊を胃に移送する（食道期）．

2 嚥下の特徴

嚥下の特徴を以下にまとめる．
① 1日の嚥下回数は寝ているときも合わせて約600回（❸）．
② 飲み込みやすい1口量は日本人の健常成人で約15 mL（欧米人は約20 mL）．
③ 味覚と密接な関係にあり，口腔内にはかなり敏感な温度覚が存在し，体温との温度差が刺激強度として受容される（❹）．

3 摂食（❺）

人間は，身体を維持し正常な機能を続けていくために，食物を摂取する必要がある．これを摂食といい，いわゆる"食べること"をさし，人間の基本的な行為（生命維持）としての，食物を摂取する行動をさす．

人がものを食べるときには，お腹が空き何かを食べたいという欲求が起こる（食欲）．このときすでに唾液，胃液の分泌が高まるなど，摂食行為として嚥下運動の準備は始まっている．人は，目で見て臭いを嗅いでおいしそうだと思う感覚があり，食べてみようと思う．そして食物が食べられるかを判別し，食べる方法，適当量などを認識する（食物認知）．次に姿勢を整え，食物を口元に運ぶ（食塊運搬）．このときは上肢，頸部，体幹が固定される．口に食物が運ばれることにより咀嚼運動が準備され，口唇で食物を取り込んだ（捕食）あとに口腔内で噛み砕かれ（咀嚼），適度な粘度をもつまで口腔内でこねて，飲み込みやすい1口量にする（食塊形成）．そして嚥下運動へと移行していき，下部消化管へ搬送する．

1）食欲

食欲とは，何かを食べたいという欲求であり，通常，いわゆる食欲（狭義）と空腹感に区別される．
① 食欲（狭義）：食べたいという心理的・情緒的欲求をいう．
② 空腹感：食に対する生理的欲求から起こる感覚の総称である．

食べたいという欲求は食欲という精神的因子と空腹感という身体的因子

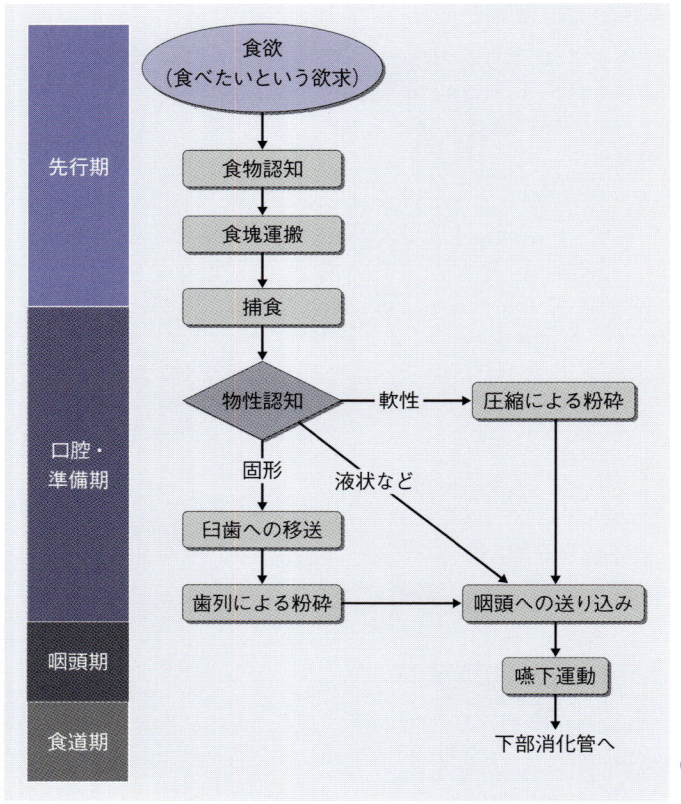

❺ 摂食行為と嚥下の5期

により成立しており，後天的なさまざまな経験と脳の作用により形成されていく．

神経回路機構として，間脳の視床下部外側野にある摂食中枢と視床下部腹内側核にある満腹中枢が摂食行為を調節している．たとえば，満腹中枢が破壊されると食べ続け，刺激されると食べなくなる（❻）．

2）食物認知

食物認知とは，食物の色，形，匂いなどの情報や，食物の位置，食事の環境を嗅覚，視覚，聴覚，手指の触覚などで確認し，記憶や過去の経験と結びつけて認識することである．

3）食塊運搬

食塊運搬とは，食物を上肢や食器を使用し，口腔まで運ぶことである．

4）捕食

捕食とは，飲食物を口唇によって口腔内に取り入れること，または門歯（前歯）で噛み取ることである．

5）咀嚼

咀嚼とは，食物を下顎と歯，舌を使い，しっかり噛み砕き，唾液と十分に混ぜ合わせることである．

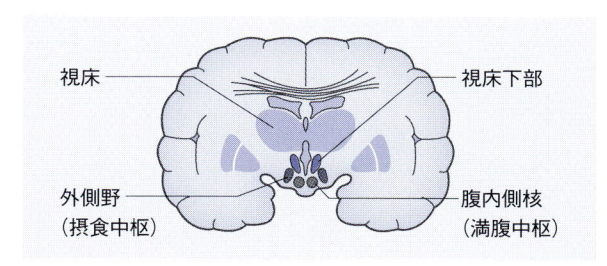

❻ 摂食中枢と満腹中枢

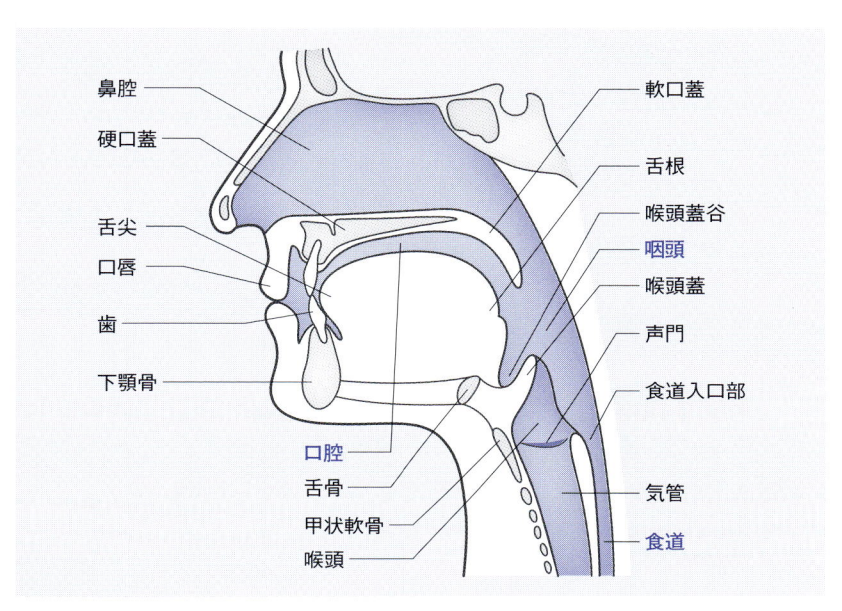

❼ 嚥下に関与する器官

6) 食塊形成
食物を飲み込みやすい量の塊にすることである．

4 嚥下に関与する器官（❼）

嚥下に関与する器官は主に，① 口腔，② 咽頭，③ 食道で構成されている．

5 2つの嚥下機能

嚥下には以下の2つの機能がある（❽）．

1) 食塊運搬機能（口腔嚥下）
飲食物を口腔から胃まで運搬する一連の運動のこと．

2) 気道防御機能（咽頭嚥下）
食道からの逆流物や不意の口腔からの咽頭流入物の気道流入を防ぐために，反射的に飲み込んでしまう機能のこと．2次嚥下ともいう．

|食塊運搬機能|気道防御機能|

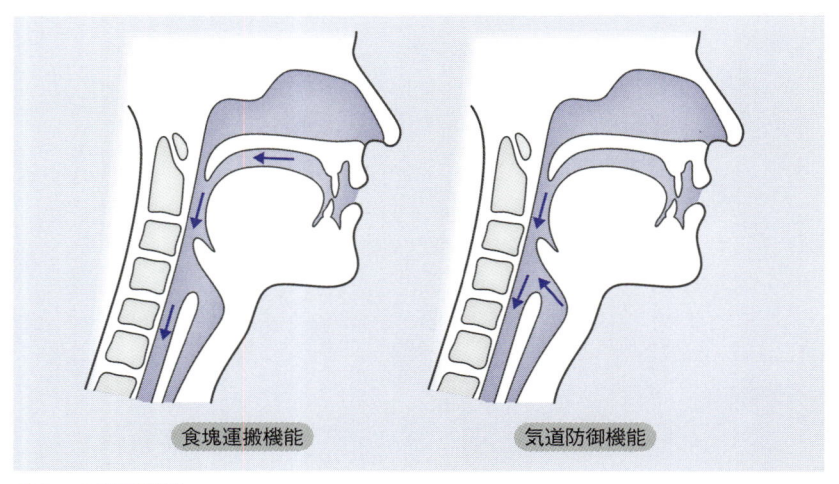

❽ 2つの嚥下機能

呼吸機能を理解する

1 呼吸

呼吸とは，以下の2つの働きをいう．
①酸素を体内・組織内に取り入れ，二酸化炭素を体外・組織外に排出する機能（ガス交換）．
②ガス交換に関与するすべての過程．
※ガス交換はガス分圧の差に基づく拡散により行われる．

2 外呼吸と内呼吸（❾）

1）外呼吸（肺胞呼吸）
外呼吸とは，肺（肺胞）と毛細血管との間で行われるガス交換をさす．
2）内呼吸（組織呼吸）
内呼吸とは，毛細血管と組織（細胞）との間で行われるガス交換をさす．

3 呼吸運動

呼吸運動とは，肺の換気運動（空気の出し入れ）をさす．また呼吸運動のことを単に呼吸または換気という場合がある．

呼吸運動の調整は脳幹の延髄にある呼吸中枢とそこに刺激を送るさまざまな調節機構との協調による複雑な仕組みによって行われている．また大脳皮質や視床などは呼吸運動に連携して胸郭の筋群による随意運動の調節をしている（❿）．

❾ 外呼吸と内呼吸

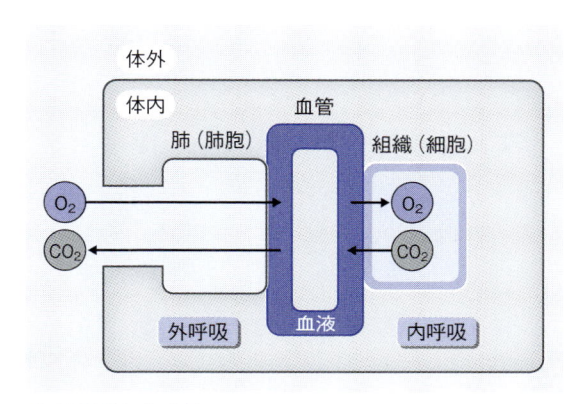

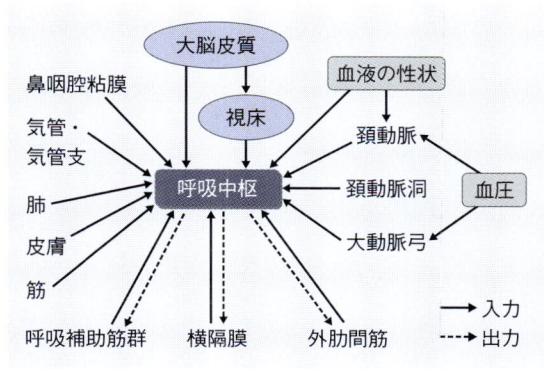

❿ 呼吸中枢に影響を及ぼす諸因子

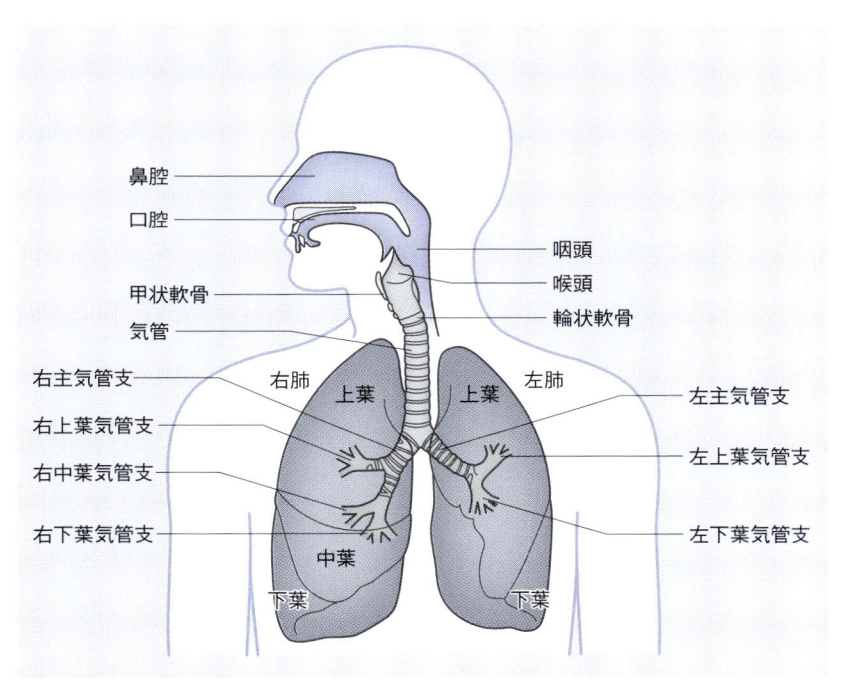

⓫ 呼吸器

4 呼吸器（⓫）

呼吸器とは，肺の換気に関連する器官のことで，① 鼻腔（口腔），② 咽頭，③ 喉頭，④ 気管，⑤ 気管支，⑥ 肺（細気管支，呼吸細気管支，肺胞管，肺胞）からなる．右肺（3葉）が左肺（2葉）よりも大きい．

5 吸息と呼息（⓬）

1）吸息（運動）

吸息（運動）とは，肺に空気を入れる行為である．胸郭が広がることに

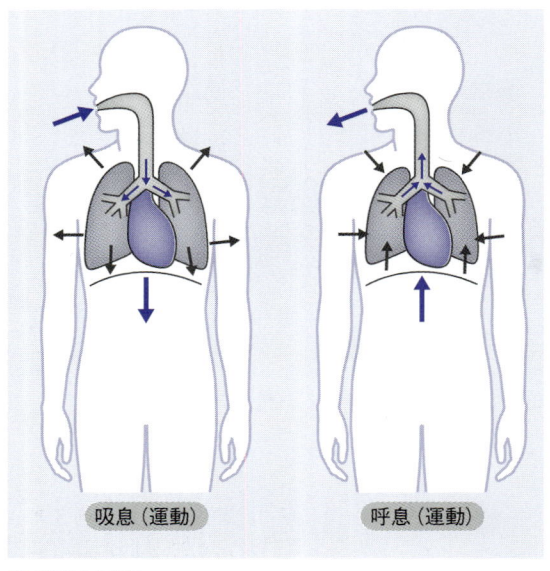

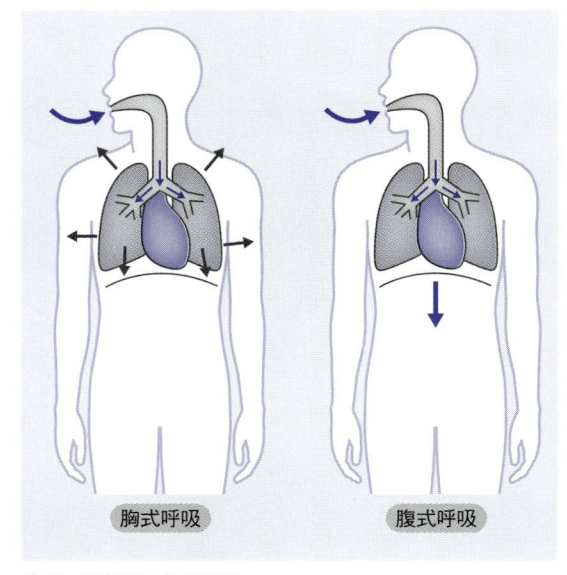

⑫ 吸息と呼息

⑬ 胸式呼吸と腹式呼吸

より肺が拡張し空気が肺内へ流入する.

2）呼息（運動）

呼息（運動）とは，肺から空気を出す行為である．広がっていた胸郭が小さくなることや肺自身の縮小性により肺内の空気が排出される．

6　吸気と呼気

吸気，呼気という語は吸息，呼息の意味に用いられることがある．

1）吸気

吸気とは，吸息時に入る空気のことである．

2）呼気

呼気とは，呼息時に出ていく空気のことである．

7　呼吸の形式（⑬）

1）胸式呼吸

胸式呼吸とは，主に肋間筋の運動によって行われる呼吸のことである．

2）腹式呼吸

腹式呼吸とは，主に横隔膜の運動によって行われる呼吸のことである．

8　肺気量

呼吸時に出入りする空気の量を肺気量（換気量）という．

1）単容量

単容量とは，1つの分画についての基本的容量をさす．

肺気量分画 ▶ Chapter Ⅲ-2, p49 参照.

(1) 1回換気量 (tidal volume：TV)
　1回の安静呼吸で肺に出入りする空気の量.
(2) 予備吸気量 (inspiratory reserve volume：IRV)
　安静吸気位からさらに最大吸気によって得られる空気の量.
(3) 予備呼気量 (expiratory reserve volume：ERV)
　安静呼気位からさらに可能な限り吐き出せる空気の量.
(4) 残気量 (residual volume：RV)
　最大呼気のあとになお肺内に残る空気の量.

2) 複容量
　複容量とは，2つ以上の分画についての容量をさす.
(1) 肺活量 (vital capacity：VC＝TV＋IRV＋ERV)
　最大吸気位から可能な限り吐き出せる空気の量.
(2) 最大吸気量 (inspiratory capacity：IC＝TV＋IRV)
　安静吸気位から最大吸気によって得られる空気の量.
(3) 機能的残気量 (functional residual capacity：FRC＝ERV＋RV)
　安静呼気状態で肺内に残っている空気の量.
(4) 全肺気量 (total lung capacity：TLC＝TV＋IRV＋ERV＋RV)
　最大吸気時で肺内に存在する空気の量.

9　胸郭の運動

1) 上部胸郭
　上位肋骨は，肋骨頭関節と肋横突関節を結んだ運動軸が前額面に近いため，その運動により吸気時には上部胸郭は前後方向に拡大し，胸骨を前上方に押し上げる.
　この運動は横方向から見ると，水汲みポンプのハンドルの動きに似ている（ポンプハンドル運動）.

> ポンプハンドル運動▶Chapter Ⅲ-2, p52参照.

2) 下部胸郭
　下位肋骨は，運動軸が矢状面に近いため，その運動により吸気時には下部胸郭は左右方向に拡大する.
　この運動は前後方向から見ると，バケツのハンドルの動きに似ている（バケツハンドル運動）.

> バケツハンドル運動▶Chapter Ⅲ-2, p52参照.

3) 上肢活動との関連性
　上肢挙上90°以上（130〜170°）では，90°以下よりも機能的残気量が増加し，90°以下では有意差はないとの報告がされている.
　90°以上の上肢挙上では，大胸筋や小胸筋の伸張により胸郭が引き上げられ，前鋸筋の活動により胸郭が拡張されるため，胸郭の可動制限が生じる．また上肢挙上による前腹壁の筋緊張の増加により，横隔膜の負担は増加する．横隔膜活動の増加が関与する呼吸数や1回換気量も増加するため，横隔膜の負担がさらに増すとされている.

摂食・嚥下と呼吸の関係を理解する

1 嚥下運動のメカニズム

　嚥下は通常，意識的に行われる動作ではないが，この食べ物は硬いからしっかり噛んでからグッと飲み込もうと随意的に嚥下運動を調節することも可能である．嚥下は無意識的に行われるもの（自由嚥下）と随意的に行われるもの（意識嚥下）とがある．嚥下，呼吸における神経機構を❹に示す．
　口腔内の食塊の咀嚼運動や舌の送り込み運動，食塊の咽頭感覚入力は延髄にある嚥下中枢に反映され（孤束核），出力系として迷走神経を介しての嚥下運動が惹起される（疑核が関与）．これを反射性の嚥下という．延髄の嚥下中枢よりも上位中枢である脳幹網様体や大脳皮質では，この延髄の嚥下中枢に対して大脳皮質は促進系に，脳幹網様体は促進系と抑制系の働きをしている．大脳皮質が促進系に働いていることが，通常の嚥下運動が無意識的に行われてしまう理由でもある．随意的な嚥下とは，嚥下をかなり意識して飲み込むことであり，大脳皮質の関与をより明確にさせることができる．
　球麻痺は延髄の嚥下中枢の障害で，その障害の程度によっては嚥下反射が全く起こらないこともある．仮性球麻痺は延髄より上位の神経系の障害で起こる病態であり，嚥下反射は残存するがタイミングよく嚥下反射が惹起しないことがその特徴である．

2 呼吸運動のメカニズム

　呼吸運動も通常は呼吸をしているという意識はなく，無意識的に行われている．また呼吸を止めたり，大きな深呼吸をしたり，大きな発声をしたりと随意的な関与で呼吸運動の調節が可能である．これが大脳皮質による呼吸調節である．この点において呼吸と嚥下はたいへんよく似ている．
　意識していない呼吸は「代謝性呼吸」といわれ，動脈血酸素分圧（PaO_2）や二酸化炭素分圧（$PaCO_2$）を正常範囲に保つ役割を果たしている．酸素分圧や二酸化炭素分圧を感知する化学受容器には，中枢性（延髄腹側表層に存在）化学受容器と末梢性（頚動脈小体や大動脈小体）化学受容器がある．
　中枢性は主に軽度のCO_2上昇に反応して呼吸を促進させ，末梢性はPaO_2がかなり低下（50mmHg以下）すると反応が急激に増大して呼吸を促進させる働きをもっている．正常呼吸は中枢性受容器の働きが主で，延髄呼吸中枢による呼吸である．
　さらに，肺伸展受容器が気管支平滑筋層にあって肺が伸展すると，求心性インパルスは迷走神経により延髄の孤束核に送られ，吸息相を抑制し呼息相を延長するような反射が働く（Hering-Breuer反射）．これによって肺が膨張しすぎることを防いでいることになる．

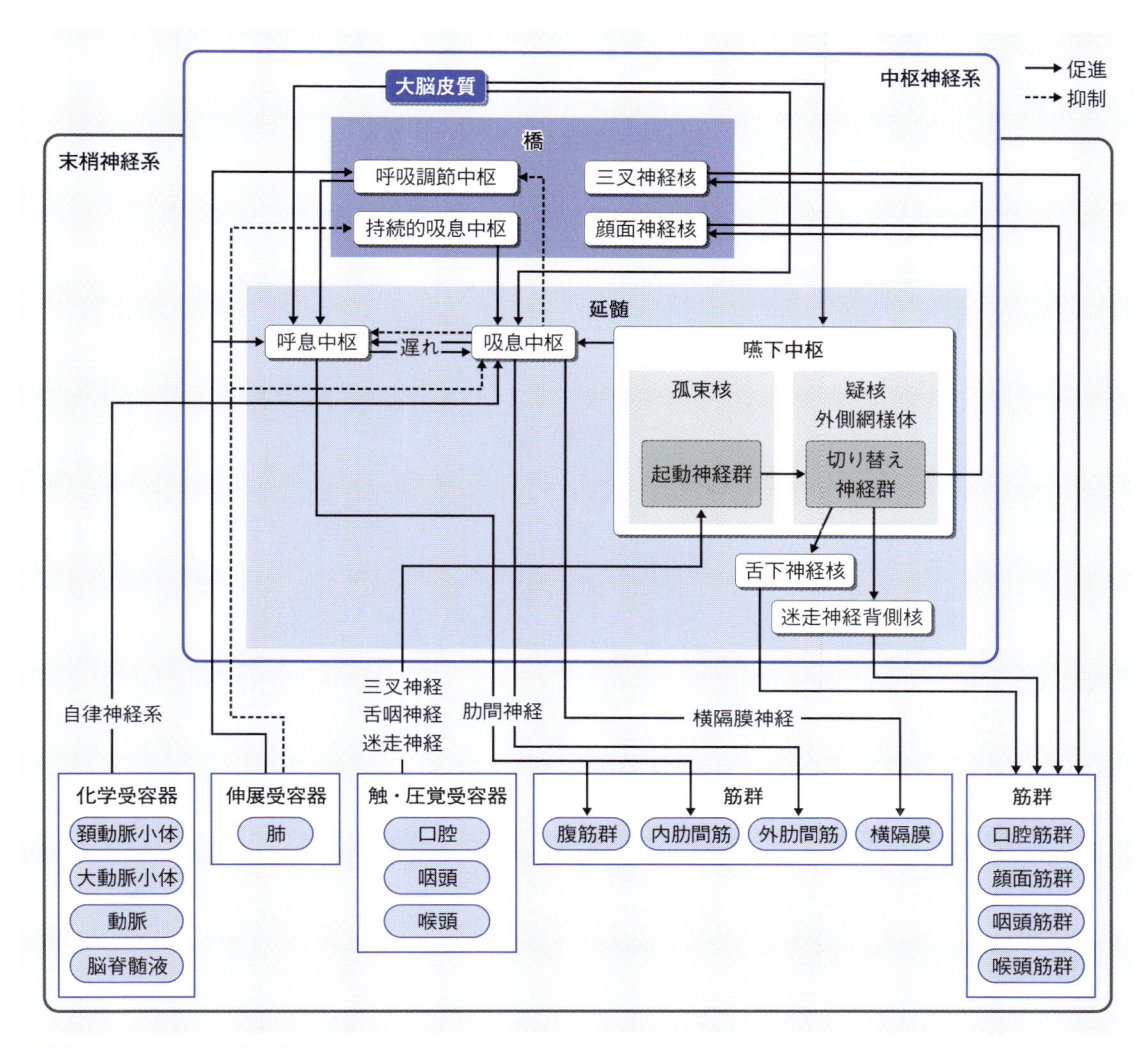

⓮ 嚥下，呼吸における神経機構

3 嚥下性無呼吸

　嚥下運動の咽頭期を考えてみると，軟口蓋が挙上（鼻腔からの気道を閉鎖）し，喉頭蓋が反転して喉頭閉鎖（気管・肺への気道を閉鎖）が起こる事象では，呼吸が止まっていることに注意したい．これを嚥下性無呼吸という．嚥下性無呼吸は約 0.6～0.8 秒といわれている．

　このように呼吸運動と嚥下運動とが協調を図ることで誤嚥を防いでいる（⓯）．健常者の嚥下性無呼吸の開始は，呼吸周期の呼気相で起こる者が7割で，嚥下後の呼吸の再開も呼気相となる者が9割以上であり，呼気相で嚥下することで気道への嚥下物の流入を防いでいる．しかし誤嚥を呈する者は嚥下後の呼吸の再開が吸気相となる傾向があったり，呼吸と嚥下のタイミングにずれが起こったりする．

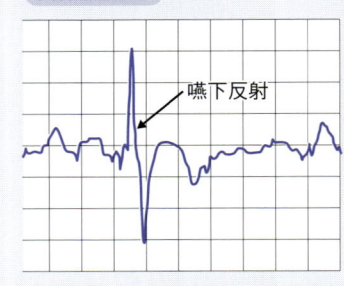

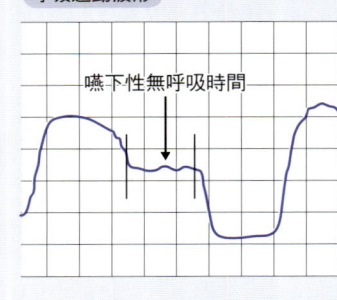

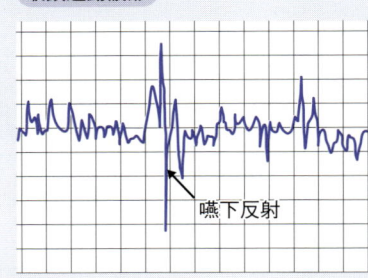

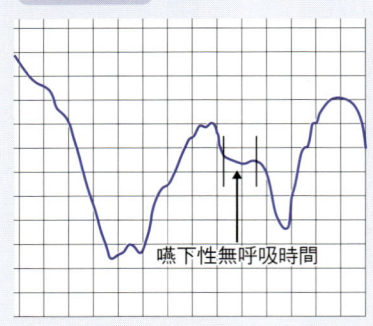

⓯ 呼吸と嚥下の協調性波形例
健常例（a）は嚥下性無呼吸時間中に嚥下反射の波形が出現して，嚥下と呼吸の協調が図られている．症例（b）は嚥下反射の波形と嚥下性無呼吸との間にずれが生じており，嚥下と呼吸の協調性が図られておらず誤嚥が疑われる．

4 気道反射

気道反射とは，気道防御機構において中心的な位置を占め，その役割は① 有害物質の侵入を最小限に食い止めること，② 侵入物を気道外に排出することによって生体に生じる侵襲を最小限にくいとめることである．このような意味から嚥下反射も気道反射のなかの一つと考える（⓰）．

1) airway protective reflex
口腔・咽頭内異物の気道内侵入を防止する反射である．
① 無呼吸反射：誤嚥しそうになったときに瞬時に吸気を停止する．
② 喉頭閉鎖反射：誤嚥しそうになったときに瞬時に喉頭を閉鎖する．

2) airway defensive reflex
気道内に侵入した異物を積極的に気道外へ排出する反射である．
① 咳嗽反射：異物侵入時に声門を閉鎖し，呼気を爆発させ異物を排出する．
② 鼻反射（くしゃみ）：異物が鼻粘膜を刺激することにより爆発的呼気が促される．

⓰ 気道反射と防御部位

鼻腔	鼻反射
咽頭	嚥下反射 咽頭反射
喉頭	呼気反射 喉頭閉鎖反射
気道	咳嗽反射

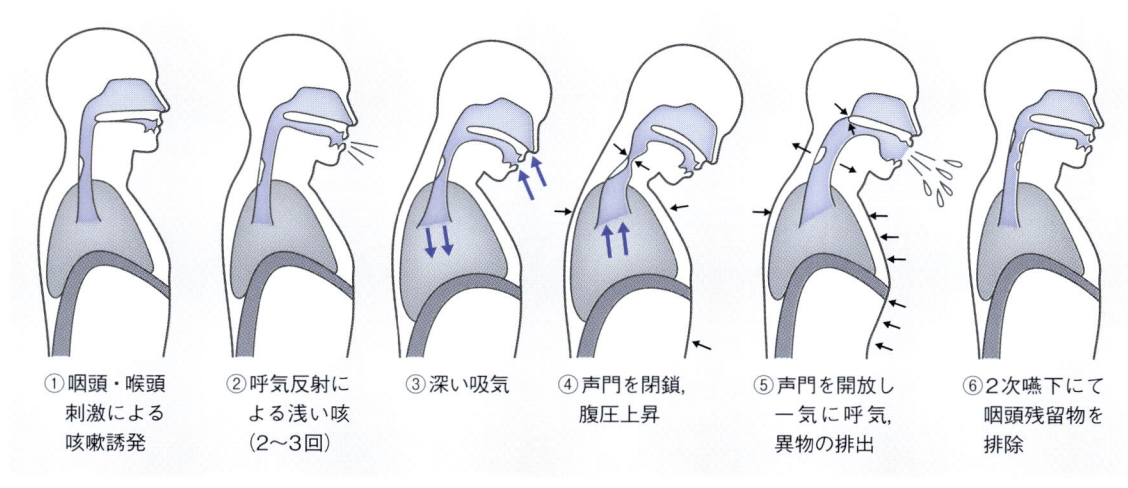

① 咽頭・喉頭刺激による咳嗽誘発
② 呼気反射による浅い咳（2〜3回）
③ 深い吸気
④ 声門を閉鎖，腹圧上昇
⑤ 声門を開放し一気に呼気，異物の排出
⑥ 2次嚥下にて咽頭残留物を排除

❶ 咳嗽の機序

❶ 咳嗽反射と呼気反射

	咳嗽反射（深い咳）	呼気反射（浅い咳）
主な機能	気道流入物による低酸素化予防	気道内への異物侵入防御
誘発部位	気管・気管支	咽頭・喉頭
惹起時期	吸気後に強い呼気	呼気時に強い呼気
特徴	・覚醒時にのみ生じる ・呼気流速は意識的に強くできる ・$PaCO_2$↑蓄積で抑制 ・肺内の残存気量や誤嚥量により呼気流速は変化しない	・意識レベル，覚醒レベルに影響されない ・胸郭の拡張性に相関 ・PaO_2や$PaCO_2$に影響されない ・肺内の残存気量や誤嚥量により呼気流速が変化する

3）airway protective & defensive reflex

① 呼気反射：咽頭・喉頭刺激により，呼気や咳嗽が促される．
② 嚥下反射：不意の異物の咽頭流入に対し，反射的に飲み込む．

5 咳嗽

咳嗽とは気道内に侵入した異物を積極的に排出する機構で，主に咳嗽反射と呼気反射，嚥下反射によって構成される．

1）咳嗽の機序（❶）

咽頭・喉頭刺激により咳嗽が誘発されると，呼気反射による浅い咳（誤嚥物の侵入を最小限にする）が行われる．次に深い吸気を行い，声門を閉鎖し腹圧を上昇させる．その後，声門を開放し一気に呼気し，異物を排出する．2次嚥下にて咽頭残留物を排除する．

2）咳嗽反射と呼気反射（❶）

(1) 咳嗽反射

喉頭以下（気管から気管支）に誤嚥物や細菌などの異物が侵入したとき

に，それらを排除する反射である．機序は前述したように，短く大きな吸気のあとに強い声門閉鎖が起こり，胸腔内圧および腹圧を上昇させ，声門を開放し強い呼気とともに気道内容物が勢いよく排出される．

咳嗽反射は意識レベルや覚醒と関連があり，覚醒しているときにしか生じないという特徴がある．また呼吸状態とも関連があり，$PaCO_2$が高くなると咳嗽反射は抑制される．また咳嗽反射が低下している場合は嚥下反射も低下している割合が高い．

(2) 呼気反射

喉頭への異物侵入時に吸気を伴わず，そのまま呼気に転じ，異物を排出する．機序としては，強い声門閉鎖が起こったあとに機能的残気量レベルから強い呼気とともに異物が上気道に押し出される．

また呼気反射は意識レベルや覚醒レベルの影響を受けず，睡眠中にも誘発される．咳嗽反射は意識レベルの影響を受けるため，睡眠中や意識レベルが低下している場合は，呼気反射のみが誘発される．

（本多知行，太田清人）

● 文献
1) 山田好秋．よくわかる摂食・嚥下のメカニズム．東京：医歯薬出版；2004．
2) 藤島一郎（編著）．よくわかる嚥下障害．大阪：永井書店；2001．
3) 日本嚥下障害臨床研究会（編）．嚥下障害の臨床．第2版．東京：医歯薬出版；2008．

Chapter II

呼吸器疾患と摂食機能障害

摂食機能障害をもたらす主な呼吸器疾患

ここでは，摂食機能障害を生じやすい呼吸器疾患を取り上げ，おさえておきたい基本的な知識をまとめた（❶）．

肺炎（pneumonia）

肺炎とは，肺胞部の急性炎症および気腔の感染による炎症をいう．また，刺激物（酸，高浸透圧，毒物など）の吸引や誤嚥によっても発症する．発症機序により市中肺炎と院内肺炎や，発症範囲・部位により大肺葉性肺炎，小肺葉性肺炎（気管支肺炎），間質性肺炎などに分類される（❷）．

◎特徴
- 加齢に伴う免疫力の低下など，さまざまな基礎疾患の存在により容易に発症する．
- 発熱，咳嗽，喀痰，呼吸困難，胸痛などを主症状とする．

1 細菌性肺炎

細菌性肺炎とは，病原性細菌の感染により起こる肺実質の炎症をいう．
起因菌としては，肺炎球菌，黄色ブドウ球菌，溶血性連鎖球菌，インフルエンザ菌，緑膿菌，肺炎桿菌などがある．

◎特徴
- 乳幼児と高齢者に死亡例は多い．
- 細菌感染により，高熱，悪寒が認められる．肺胞内に滲出液が出ると，咳や痰が認められる．
- 肺胞が滲出液で満たされると，肺胞での換気が妨げられるため，呼吸困難を訴え，チアノーゼを呈し，意識混濁もみられる．

2 肺膿瘍（肺化膿症）

肺膿瘍とは，化膿菌の感染により肺に限局性の膿瘍がつくられた状態をいう．
起因菌には，ブドウ球菌，溶血性連鎖球菌が多いが，肺炎桿菌，インフルエンザ菌，肺炎球菌，緑膿菌によっても起こる．

◎特徴
- 誤嚥性肺炎や気管支拡張症に続発することが多く，血行性に感染することもある．
- 化膿菌の感染により，発熱，頭痛，悪寒戦慄，倦怠感が認められる．

❶ 主な呼吸器疾患

Ⅰ. 感染性疾患	急性細菌性肺炎	肺炎球菌性肺炎	
		インフルエンザ肺炎	
		黄色ブドウ球菌性肺炎	
	慢性肺炎	結核症	
		非定型抗酸菌症	
	肺膿瘍（肺化膿症）		
Ⅱ. びまん性肺疾患	閉塞性肺疾患	気管支喘息	
		びまん性汎細気管支炎	
		慢性閉塞性肺疾患（COPD）	慢性気管支炎
			肺気腫
		気管支拡張症	
	拘束性肺疾患	急性拘束性肺疾患	急性呼吸促迫症候群（ARDS）
		慢性拘束性肺疾患	肺線維症
			間質性肺炎
			サルコイドーシス
			過敏性肺炎
Ⅲ. 無気肺	吸引性無気肺		
	圧迫性無気肺		
	収縮性無気肺		
	微小無気肺		
Ⅳ. 脈管疾患	肺塞栓症		
	肺高血圧症		
Ⅴ. 肺腫瘍	良性腫瘍		
	悪性腫瘍	肺癌	扁平上皮癌
			腺癌
			細気管支肺胞上皮癌
			大細胞癌
			小細胞癌
		カルチノイド	
Ⅵ. 誤嚥性肺疾患	メンデルソン症候群		
	びまん性誤嚥性細気管支炎		
	誤嚥性無気肺		
	誤嚥性肺炎		
	胃食道逆流性肺疾患		
Ⅶ. その他	肺水腫		
	気胸		

❷ 肺炎の分類

発症機序による分類	
市中肺炎	普段の社会生活を送っているなかで発症する肺炎
院内肺炎	高齢や疾患などの理由で免疫能が低下している場合に，健康体では発症しない細菌などにより発症する肺炎
発症範囲・部位による分類	
大肺葉性肺炎	肺の一葉全体に均一な病巣を形成する肺炎
小肺葉性肺炎	気管支肺炎ともいう．気管支を中心として病変が小葉単位の広がりを示す肺炎の総称．拡大して大葉性肺炎の像をとることもある

- 病巣が気管支とつながると，大量の痰を喀出する．

3 マイコプラズマ肺炎

　マイコプラズマ肺炎とは，マイコプラズマの感染によって起こる間質性肺炎をいう．

◎特徴
- 5〜25歳の年齢に多く発症する．
- 症状は，マイコプラズマの感染による症状（発熱，頭痛，倦怠感など）と，上気道炎（鼻汁，偏頭痛，鼻閉），細気管支炎（強い咳，胸痛，痰）による症状からなる．
- 胸膜に炎症が波及し，滲出性胸膜炎を合併することがある．

びまん性肺疾患（diffuse pulmonary disease）

1 閉塞性肺疾患

1）気管支喘息
　各種刺激に対する気道反応亢進があり，呼出の閉塞障害を主徴候とする．

◎特徴
- 春と秋に発作を起こす者が多い．
- 9歳までの幼児と65歳以上の高齢者に多くみられる．
- 粘稠な痰が分泌され，咳や喘鳴を伴う．
- 発作的な気管支攣縮によって呼吸性気道閉塞を起こし，吸気性の呼吸困難，吸気時の喘鳴，肺活量の減少がみられる．
- 呼気時の気管支閉塞により呼気困難，閉塞性障害，肺過膨張，換気血流分布異常などがみられ，次第に呼吸困難となり，呼気は延長し，起座呼吸を行うようになる．

2）びまん性汎細気管支炎
　副鼻腔気管支症候群の一つで，病巣は肺全体に存在し，病変は呼吸細気管支に発現する（慢性呼吸細気管支炎＋慢性呼吸細気管支周囲炎）．

◎特徴
- 比較的高度の閉塞性障害（1秒率低下，全肺抵抗，気道抵抗増大），残気量，残気率の上昇がみられる．
- 症例の80％以上は慢性副鼻腔炎を合併している．
- 多くの症例では，咳，痰が続いたあと数年後に労作時息切れが出現している．また発作性呼吸困難，喘鳴を訴える症例もある．咳，痰の出現とほぼ同時期に労作時息切れが出現することもある．

3）慢性閉塞性肺疾患（COPD）
　喫煙歴のある中高年〜老年者で，咳，痰の症状があり，1秒率が予測値の60％以下で，閉塞症状は徐々に悪化し，完全に回復することがない．

以下の2つの疾患のことをいう．

(1) 慢性気管支炎

慢性気管支炎とは，持続性あるいは反復性の痰を伴う咳が，少なくとも連続して過去2年以上，毎年3か月以上続く慢性に経過する気管支炎のことをいう．機能的には閉塞性換気障害および換気血流分布異常が起こる．

◎ 特徴
- 原因は明確になっていないが，喫煙，大気汚染などの長期にわたる気道への反復刺激により発症するといわれている．
- 気管支内の粘液分泌過多により，慢性的な咳，痰を主症状とする．
- 進行すると気管支壁の狭窄が起こる．

(2) 肺気腫

肺気腫とは，終末細気管支より遠位の気腔の異常かつ回復しない拡大状態を呈し，肺胞壁の破壊を伴っている状態をいう．明らかな線維化は伴っていない．

◎ 特徴
- 労作時呼吸困難で発症することが多い．
- 患者の大部分は中年以降で，男性が女性より多く，大部分は喫煙者である．
- 胸郭前後径増大，横隔膜低位，運動制限，呼吸補助筋の使用がみられる．
- 打診上，鼓音や心濁音界の減弱，呼気の延長，心音の減弱などがみられる．
- 病変が高度になると，ばち状指やチアノーゼが出現する．

4) 気管支拡張症

気管支拡張症とは，気管支壁の支持組織，すなわち弾力線維および筋層の破壊が起こり，気管支が部分的に拡張した状態をいう．

◎ 特徴
- 気管支拡張部に分泌物が貯留する．
- 痰はきわめて多量．
- 気管支の一部閉塞や拡張気管支の肺圧迫による換気障害のために低酸素血症を起こし，呼吸困難，息切れ，チアノーゼ，ばち状指などの症状がみられる．
- 一般的には混合性換気障害を示すが，閉塞性換気障害が強く示されることが多い．
- 慢性副鼻腔炎を合併する例も多い．

2　拘束性肺疾患

1) 急性拘束性肺疾患

急性呼吸促迫症候群（ARDS）

急性呼吸促迫症候群では，呼吸困難，多呼吸，重篤な呼吸困難に伴うチ

アノーゼを認める．著明な肺コンプライアンスの低下があり，通常の機械呼吸には反応しない．複雑な病態を示すびまん性急性肺損傷である．

◎特徴
- さまざまな重篤な疾病に2次的に生じる．
- 早期発見，早期治療が重要であり，時期を失うと50％以上が死亡する．
- 初期はびまん性肺胞傷害であり，間質性肺水腫へと移行する．

2）慢性拘束性肺疾患

(1) 肺線維症

肺線維症とは，肺における線維性結合組織が異常増殖している病的状態のことをいう．

◎特徴
- 初発症状は乾性の咳と労作時の息切れである．
- 呼吸困難は急速に進展し，6か月以内に呼吸不全，肺性心のために死亡する．
- 呼吸困難が強くなると，口唇，爪にチアノーゼがみられ，ばち状指を呈する．
- 拘束性換気障害を呈し，肺容量，残気量，最大換気量の減少がみられる．
- 肺胞壁肥厚のために拡散障害，換気血流分布の不均衡が加わり，動脈血酸素分圧の低下をきたす．

(2) 間質性肺炎

間質性肺炎とは，肺胞隔壁，血管周囲，気管支周囲などの間質の炎症をいう．状態が悪化すると肺線維症へ移行する．

◎特徴
- 呼吸困難を訴える．
- 原因は多彩で，慢性肺感染症，塵埃吸入，膠原病，血管炎疾患，薬物反応がある．
- 原因不明の場合もある（例：サルコイドーシス，好酸球性肉芽腫，特発性肺線維症）．

無気肺（atelectasis）

無気肺とは，何らかの原因で，含気の減少あるいは消失した肺の状態のことをいう．発症原因を❸にまとめる．

◎特徴
- 無気化が進むにつれ，咳，喘鳴，痰，呼吸困難などの症状が出現する．
- 感染が原因であれば膿性痰，異物が原因であれば血痰をみる．
- 換気の不均等分布が起こり，低酸素血症をきたすが，二酸化炭素の蓄積は必ずしも起こらない．

❸ 無気肺の発症原因

気管支内性	良性および悪性腫瘍，結核性気管支炎の瘢痕萎縮，非特異性気管支炎による分泌物の貯留，気管壁の浮腫，誤嚥，気管支内出血の凝血，手術後など
気管支外性	炎症や腫瘍による肺門リンパ節腫大，縦隔の炎症，腫瘍，気腫，心臓および大血管の異常，高度の脊柱側彎症など

● 肺癌（lung tumor）

　肺癌とは，気管支上皮，気管支腺，肺胞上皮に生じる癌のことで，大部分は気管支に原発する．癌のなかでは，胃癌に次いで多い．

◎特徴
- 癌の局所性発育による症状，隣接臓器への圧迫・浸潤による症状，転移の症状および悪液質による症状（末期，体重減少や貧血を起こす）がみられる．
- 癌の中心部が壊死・崩壊し，気管支が破れると肺の空洞化が起こる．

● 誤嚥性肺疾患（aspiration pulmonary disease）

　誤嚥性肺疾患とは，食事中の食物や水分，唾液，嘔吐物（胃内容物逆流）などが，誤って気道（気管，気管支，肺胞）に吸引されることにより発症する呼吸器疾患の総称である．摂食機能障害患者のみならず，高齢者や長期臥床患者，妊婦にもしばしば発症する．

　発症機序により病態は異なるが，咳嗽（咳），発熱，呼吸困難を主症状とする．重度の場合は，無気肺や窒息を起こし，予後は不良である．

◎特徴
- 誤嚥性肺疾患を発症すると気道や肺胞の粘膜が傷ついて抵抗力がなくなり，誤嚥したものを排出しにくくなる．
- 気道粘膜の感受性も低下し，誤嚥してもむせにくくなる．
- 誤嚥をすると気道内の粘液（痰）が増える（粘液栓）．
- 誤嚥により換気が障害されると，それに反応して肺動脈が収縮して換気の悪くなった領域の血流が減少する（→低酸素性肺動脈攣縮）．
- 誤嚥しても窒息しない限り，血流の均一化が起きてSpO_2の低下は起こりにくい．

◎要因
- 飲み込む際に，食べ物や唾液が気管に入る．
- 睡眠中に，痰や逆流した胃液，胃内容物を気管に吸い込む．
- 嘔吐したときに，吐物を気管に吸い込む．
- 口腔内や咽頭にある内容物が，嚥下せずに気管へ落ち込む．

MEMO

粘液栓
粘液栓とは，粘液（痰など）が小さな気道を塞いでしまうこと．

1）メンデルソン症候群

メンデルソン症候群とは，胃内容物の酸（pH＜2.5）の大量吸引（胃液量 0.5 mL/kg 以上）による肺炎のこと．

◎特徴
- 誤嚥と同時に激しい咳と深い吸気により誤嚥物が肺野全体に広がり，急激な呼吸困難と喘鳴，頻脈，チアノーゼ，血圧下降，泡沫状喀痰を呈する．
- 胃酸による肺胞・毛細管膜の損傷により透過性を亢進させ，肺水腫や出血を伴った肺炎が起こり，著明な低酸素血症および高二酸化炭素血症による呼吸困難となる．
- 予後はきわめて不良であり，死亡率は障害を受けた肺葉数に依存する．

2）びまん性誤嚥性細気管支炎

びまん性誤嚥性細気管支炎とは，誤嚥によって生じたと考えられる気管支炎かつびまん性細気管支炎であり，左右両側性で一葉以上に拡がるびまん性汎細気管支炎よりは比較的小範囲にとどまるものと定義されている．継続した少量誤嚥に伴う気管支炎である．

◎特徴
- 胸部 X 線や血液検査などで異常が確認されにくい．
- 多くは診断されず，臨床上誤嚥の所見を認めるものの肺炎像を確認しない症例にみられる．
- 長期の経過で呼吸機能の低下，全身状態の悪化をまねき誤嚥性肺炎をきたすことが多い．
- 頻回少量の顆粒異物の誤嚥により生じる．
- 発症は緩徐で断続的な咳，痰，喘鳴などの症状が生じる．
- 不顕性誤嚥（silent aspiration），微量誤嚥などの繰り返しにより生じる．

3）誤嚥性無気肺

誤嚥性無気肺とは，経口摂取された非刺激性物質（食物，水分など）の誤嚥による気道閉塞で生じる無気肺の総称である．誤嚥量が多い場合は窒息に陥るため（誤嚥性窒息），摂食機能療法中は最も気をつける必要がある．

◎特徴
- 窒息の場合は，急速な呼吸切迫，苦しそうな表情，チアノーゼなどの症状を呈する．
- 呼吸運動は障害されていないことが多いので，極端な努力呼吸となる．
- 高二酸化炭素血症の影響で中枢神経系を抑制し，呼吸運動や気道反射を低下させ，ついには呼吸停止に至る．
- 微小無気肺に陥ると胸部 X 線上には異常がなくても酸素化が著しく低下する．

4）誤嚥性肺炎

誤嚥性肺炎とは，口腔・咽頭内の食物や唾液などを，肺内に吸引して生

じる気管支肺炎のことをいう．口腔や咽頭の常在菌を含む分泌物の誤嚥からも引き起こされる．

◎特徴
- 不顕性誤嚥によるものが多い．
- 夜間睡眠中や2次嚥下が障害されている症例に多くみられる．
- 頻発する誤嚥により気道の局所的免疫低下が起こり，飛沫感染により肺炎に陥る場合がある．

5）胃食道逆流性肺疾患

　胃食道防御機能不全により胃酸を含む少量の胃内容物を吸引して生じる肺炎のことをいう．

◎特徴
- 胃食道逆流症（GERD）による口腔・咽頭に貯留した胃酸の不顕性誤嚥によるものが多い．
- 摂食中のむせや咳で逆流した胃の内容物を誤嚥し発症することもある．
- 重度化することで間質性肺炎，局所的な無気肺，非心原性肺水腫などを併発する．
- 食道や胃切除後に起こる場合がある（胃・食道切除後誤嚥性肺炎）．

● その他

1　肺水腫

　肺水腫とは，肺毛細血管に関与する生理的因子（静水圧の上昇，膠質浸透圧の減少と毛細血管透過性の亢進）の変化の結果，血清成分が肺実質へ滲出した状態をいう．

◎特徴
- 呼吸困難によるチアノーゼがあり，血性痰を伴う．

2　気胸

　気胸とは，胸膜内腔に空気が貯留した状態をいう．外傷などの外因がなく，発症する気胸を自然気胸といい，気腫性囊胞が破裂して起こるものが大部分を占める．

　肺結核や肺化膿症の空洞が胸膜腔に破れる場合を続発性気胸という．

◎特徴
- 自然気胸は20代に多く，続発性気胸は40代に多い．
- 胸膜腔内に空気が侵入すると，胸膜腔内圧が亢進するため，肺は収縮し，患側の胸郭は拡大し，縦隔，心臓は健側に移動する．
- 患側の肺は換気血流分布異常により，低酸素血症となり，呼吸困難，息切れ，チアノーゼを呈し，代償的に頻脈となり心悸亢進をきたす．

（太田清人）

●文献
1) 井村裕夫 (編). わかりやすい内科学. 第3版. 東京：文光堂；2008.
2) 杉本恒明ほか (編). 内科学. 第8版. 東京：朝倉書店；2003.
3) 中島雅美ほか (編). PT・OT 基礎から学ぶ内科学ノート. 東京：医歯薬出版；2003.

Chapter III

呼吸・摂食機能障害の評価

Chapter III 呼吸・摂食機能障害の評価

1 摂食・嚥下機能障害の評価と関連する疾患

　誤嚥性肺炎では，治療と並行して原因となる誤嚥に対応する必要がある．肺炎は，顕性誤嚥のみならず，不顕性誤嚥によることが多い．嚥下は「食事」を支える機能であるのみならず，食塊運搬機能と気道防御機構を併せもつ．嚥下運動は，咀嚼・呼吸運動とともに一定のパターンやリズムをもつ運動であり，互いに連動している[1]．

食塊運搬機能と気道防御機能
▶Chapter I, p7 参照．

　顕性誤嚥を引き起こす嚥下障害の病態を把握し，原疾患や全身状態にあわせて病態に即した姿勢や訓練を選択し，適切な栄養療法を行うことが必要である．また不顕性誤嚥と嚥下障害の評価と検査も重要である．

● 問診，診察による評価

　問診と一般的な身体所見および神経学的所見をとり検査を選択する．

1 嚥下障害の問診

　摂食・嚥下運動は，先行期，準備期，口腔期，咽頭期，食道期の5期から構成される．嚥下障害をきたす疾患は多数あり（❶）[2]，疾患により嚥下動態が異なる．摂食・嚥下の5期のうち，どこにどのような問題があるか

❶嚥下障害の原因と疾患（吉田の分類を改変）

A	器質性嚥下障害（搬送路の異常と周辺病変の圧迫によるものを含む）	炎症，腫瘍，腫瘤，外傷，異物，奇形，瘢痕狭窄
B	運動障害性嚥下障害（搬送機構の異常）	（1）核上性（偽性球麻痺） 　　脳血管障害：多発性脳梗塞など （2）核性（球麻痺）および核下性 　　脳血管障害：延髄梗塞（ワレンベルグ症候群など） 　　変性疾患：パーキンソン病など，腫瘍，中毒，外傷 　　　　　　　筋萎縮性側索硬化症など 　　炎症性疾患：膠原病，ベーチェット病 　　　　　　　　脳幹脳炎，多発性硬化症，脳神経炎，腫瘍，中毒，外傷 （3）神経筋接合部および筋疾患 　　重症筋無力症，筋ジストロフィー症，筋炎など （4）内分泌・代謝性疾患：甲状腺疾患，アミロイドーシスなど （5）その他：食道けいれん，アカラシアなど （6）加齢に伴う変化 （7）薬剤性
C	機能性嚥下障害（搬送路にも搬送機構にも異常のないもの）	（1）嚥下時痛をきたす疾患：急性咽喉頭炎，多発性口内炎など （2）心因性：ヒステリー，拒食症など

（堀口利之．嚥下障害の外科的治療．藤島一郎〈編著〉．よくわかる嚥下障害．大阪：永井書店；2001. p187[2]）

❷ 誤嚥性肺炎の診断基準（嚥下性肺疾患研究会，2003）

Ⅰ．確実例	A.	明らかな誤嚥が直接確認され，それに引き続き肺炎を発症した症例
	B.	肺炎例で気道より誤嚥内容が吸引等で確認された症例 肺炎の診断は，次の①，②を満たす症例とする ①胸部X線または胸部CT上で肺胞性陰影（浸潤影）を認める ②37.5℃以上の発熱，CRPの異常高値，末梢白血球数9,000/μL以上の増加，喀痰など気道症例のいずれか2つ以上存在する場合
Ⅱ．ほぼ確実症例	A.	臨床的に飲食に伴ってむせなどの嚥下障害を反復して認め，上記①および②の肺炎の診断基準を満たす症例
	B.	ⅠのAまたはBに該当する症例で肺炎の診断基準のいずれか一方のみを満たす症例
Ⅲ．疑い症例	A.	臨床的に誤嚥や嚥下障害の可能性をもつ以下の基礎病態ないし疾患を有し，肺炎の診断基準①または②を満たす症例 a. 陳旧性ないし急性の脳血管障害 b. 嚥下障害をきたしうる変性性神経疾患または神経筋疾患 c. 意識障害や高度の認知症 d. 嘔吐や逆流性食道炎をきたしうる消化器疾患（胃切除後も含む） e. 口腔咽頭，縦隔腫瘍およびその術後，気管食道瘻 f. 気管切開 g. 経鼻管による経管栄養 h. その他の嚥下障害をきたす基礎疾患

❸ 薬剤性嚥下障害

1.	意識レベルや注意力を低下させる作用	抗不安薬，催眠剤，抗うつ薬，抗精神病薬，抗てんかん薬，抗ヒスタミン薬（古典的），筋弛緩薬
2.	唾液分泌低下	抗コリン薬，三環系抗うつ薬
3.	運動機能低下，錐体外路症状	定型抗精神薬，消化性潰瘍治療薬，筋弛緩薬
4.	粘膜障害	化学療法，非ステロイド系抗炎症薬，抗菌薬

（ライネット・L．カールほか〈著〉，金子芳洋ほか〈訳〉．中枢神経系に悪影響を及ぼす薬剤．薬と摂食・嚥下障害—作用機序と臨床応用ガイド．東京：医歯薬出版；2007[3]）をもとに作成）

を調べる．また，誤嚥性肺炎の診断基準にあげられた疾患（❷）や薬剤による嚥下障害に注意する（❸）[3]．問診表に従って，嚥下障害を疑うポイントを確認する（❹，❺）．

2 摂食・嚥下機能に関する診察

1）先行期（食物の認知と取り込み）

先行期とは，摂食・嚥下機能の最初の段階で，食物を認識し，口腔に取り込むまでを指す．まず，食物を認識し，食事に関する行為のプログラミング（意図，計画，実施）を行う．食事や味の経験，記憶，生活習慣と照らし合わせて食物の性質を分析および評価して食べる．手で食べるか，器具（箸など）を用いるか，食器を手に持つか，一口量や咀嚼の程度などを瞬時に判断し，さまざまな食物を多種多様な方法で摂取する．脳卒中では，先行期に障害をきたすことが多く，介助を要するが，治療は有効である．

（1）高次脳機能障害

食べるためには，覚醒していて食事に対する意欲があり，食物を認識し，食事という行為が理解できる必要がある．意識レベルと知能，認知機能（失語，失行，失認）を事前に評価して対応する．注意障害や理解力の低下があると誤嚥の危険がある．

❹嚥下問診票

			年　　　月　　　日
お名前　　　　　　　　　　　　　　　男・女			
年齢　　　歳　身長　　　cm　体重　　　kg			

あなたの嚥下（飲み込み，食べ物を口から食べて胃まで運ぶこと）の状態について，質問をいたします．

1. 以前のこと		
何を食べていましたか？	米飯・お粥・その他	
肺炎と診断されたことがありますか？	はい	いいえ
2. 今は食べていますか？	はい	いいえ
食べていたら，何を食べていますか？	米飯・お粥・その他	
何か食べる工夫をしていますか？		
いつ頃から食べられなくなりましたか？		
3. 食事中にむせることがありますか？	はい	いいえ
何を食べるとむせますか？		
痰がよく出ますか？	はい	いいえ
4. のどに食物が残る感じがしますか？	はい	いいえ
飲みにくいと感じることがありますか？	はい	いいえ
5. 食べたい気持ちはありますか？	はい	いいえ
最近やせてきましたか？	はい	いいえ
「はい」の方，どのくらいやせましたか？		kg
6. 声がかすれてきましたか？	はい	いいえ
のどでガラガラいうことがありますか？	はい	いいえ
7. 夜中に咳や痰で目が覚めることがありますか？	はい	いいえ
8. これまでに飲み込みの検査を受けたことがありますか？	はい	いいえ
造影剤など薬のアレルギーはありますか？	はい	いいえ

❺問診・観察のポイント

1. むせ，咳，痰
2. 咽頭部の違和感，食物の残留感，嚥下困難感
3. 食欲低下，体重減少
4. 気管支炎，肺炎の反復
　持続的な喀痰，発熱などの呼吸器症状
5. 鼻咽腔逆流
6. 食事時間の延長，食べ方の変化
7. 食事内容，嗜好，味覚の変化
8. うがいの仕方
9. 音声の変化
10. 口腔内の汚れ

　意識障害があると気道防御反射は低下し誤嚥の危険があるため，意識レベルは少なくとも JCS（Japan Coma Scale：3-3-9度方式）で1桁，GCS（Glasgow Coma Scale：グラスゴーコーマスケール）で E4 以上の必要がある（❻）．薬剤による医原性の場合もあるので注意する[3)]．

(2) 姿勢保持機能

　体幹の機能障害および失調の有無を確認する．姿勢が保たれないと嚥下機能の低下につながり，ひいては排痰・呼吸機能にも関連する[4)]．安定した姿勢を保つための姿勢保持訓練は，筋緊張を低下させる．姿勢が保持できるか，坐位がとれるか，何に座るか（床上，車椅子，椅子）などを評価する．

(3) 食物を口に搬送する機能

　頸部，体幹，四肢の筋緊張，筋力低下，感覚障害，巧緻運動障害，失調症状，不随意運動について調べる．頸部については，可動性や頸部筋緊張，筋力低下なども確認する．原因を調べ，まず原疾患の治療や対症療法を行う．たとえば，薬剤性パーキンソニズムは薬剤を中止して改善するが，パーキンソン病では抗パーキンソン薬の投与が有効な症例がある．代償法や

姿勢保持 ▶ Chapter Ⅳ-5，p100 参照．

❻ 意識障害の評価

3-3-9度方式（Japan Coma Scale：JCS）	
Ⅰ 刺激しないでも覚醒（1桁）	（1）だいたい清明　（2）時間，場所がわからない　（3）名前または生年月日がわからない
Ⅱ 刺激すると覚醒（2桁）	（10）普通の呼びかけで開眼　（20）大きな声で開眼　（30）痛み刺激で開眼
Ⅲ 刺激しても覚醒しない（3桁）	（100）痛み刺激を払いのける　（200）痛み刺激で顔をしかめる　（300）痛み刺激に反応しない
グラスゴーコーマスケール（Glasgow Coma Scale：GCS）	
開眼（E）	自発的（4）　言葉にて（3）　痛み刺激にて（2）　開眼しない（1）
言語反応（V）	見当識あり（5）　錯乱状態（4）　不適当な言葉（3）　理解できない声（2）　発声なし（1）
最良運動反応（M）	命令に従う（6）　痛み刺激に四肢を屈曲（5）　逃避（4）　異常屈曲（3）　四肢伸展（2）　動かない（1）

訓練を検討し，適切な道具および介助法を検討する．

2）準備期, 口腔期, 咽頭期

開閉口，咀嚼機能，咬合，歯牙や歯肉の状態，口腔内の衛生状態，残渣，舌苔などを診察し，舌運動（可動性，左右差，不随意運動など），顔面筋，頰筋，口輪筋，軟口蓋の動きを調べる．咽頭反射，絞扼反射，カーテン徴候を確認してその経過を観察する．発声・構音機能，特に開鼻声，嗄声，咽頭残留音の有無や嚥下音を聴取する．構音障害から嚥下障害を疑う場合もある．気管切開孔の有無，鼻咽腔閉鎖機能，喉頭に関しては甲状軟骨を触知し，その動きを観察する．

3）食道期

食道期は，蠕動により食物を食物入口部から胃に送る運動である．胃食道逆流には十分に注意する．

3 呼吸の評価

嚥下は呼吸と連動しており，呼吸機能を評価して排痰訓練など呼吸リハビリテーションを施行する．

4 全身状態, 栄養状態, リスクの評価

全身状態，栄養状態およびリスクの評価も必要である．

血圧，発熱（37℃以上），喀痰（増加，膿性痰），肺音などの異常，呼吸状態の変化（回数や音の異常），炎症反応（CRP値，白血球数の増加）などを確認する．

誤嚥のリスクとして誤嚥性肺炎，窒息，胃食道逆流，呼吸不全，心不全，脱水などを確認し，栄養状態についても十分に評価する．

ハイリスク群を抽出するため，意識障害，低栄養，高齢者，ADL低下，口腔内汚染，多数の薬剤投与がないか確認する．

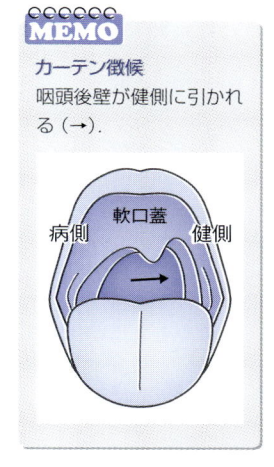

MEMO

カーテン徴候
咽頭後壁が健側に引かれる（→）．

呼吸の評価 ▶ Chapter Ⅲ-2, p40参照．

❼ 摂食・嚥下能力のグレード

重症 (経口不可)	1	嚥下困難または不能，嚥下訓練適応なし
	2	基礎的嚥下訓練のみの適応あり
	3	条件が整えば誤嚥は減り，摂食訓練が可能
中等症 (経口と補助栄養)	4	楽しみとしての摂食は可能
	5	一部（1〜2食）経口摂取が可能
	6	3食経口摂取が可能だが補助栄養が必要
軽症 (経口のみ)	7	嚥下食で3食とも経口摂取可能
	8	特別に嚥下しにくい食品を除き3食経口摂取可能
	9	常食の経口摂取可能，臨床的観察と指導を要する
正常	10	正常の摂食・嚥下能力

（1993年に藤島一郎氏により開発された評価基準）

❽ 摂食・嚥下障害患者における摂食状況のレベル

摂食・嚥下障害を示唆する何らかの問題*あり	経口摂取なし	Lv.1	嚥下訓練*を行っていない
		Lv.2	食物を用いない嚥下訓練を行っている
		Lv.3	ごく少量の食物を用いた嚥下訓練を行っている
	経口摂取と代替栄養	Lv.4	1食分未満の（楽しみレベルの）嚥下調整食*を経口摂取しているが，代替栄養*が主体
		Lv.5	1〜2食の嚥下調整食を経口摂取しているが，代替栄養も行っている
		Lv.6	3食の嚥下調整食の経口摂取が主体で，不足分の代替栄養を行っている
	経口摂取のみ	Lv.7	3食の嚥下調整食を経口摂取している．代替栄養は行っていない
		Lv.8	特別食べにくいもの*を除いて，3食を経口摂取している
		Lv.9	食物の制限はなく，3食を経口摂取している
		Lv.10	摂食・嚥下障害に関する問題なし（正常）

* • 摂食・嚥下障害を示唆する何らかの問題：覚醒不良，口からのこぼれ，口腔内残留，咽頭残留感，むせなど
  • 嚥下訓練：専門家，またはよく指導された介護者，本人が嚥下機能を改善させるために行う訓練
  • 嚥下調整食：ゼラチン寄せ，ミキサー食など，食塊形成しやすく嚥下しやすいように調整した食品
  • 代替栄養：経管栄養，点滴など非経口の栄養法
  • 特別食べにくいもの：パサつくもの，硬いもの，水など

（藤島一郎，大野友久ほか．「摂食・嚥下状況のレベル評価」簡便な摂食・嚥下評価尺度の開発．リハビリテーション医学 2006；43：249[5])）

評価とスクリーニング

1 嚥下能力の評価

　嚥下能力の指標として，摂食・嚥下能力のグレード（藤島グレード；❼）および摂食・嚥下障害患者における摂食状況のレベル（❽）[5)]，摂食・嚥下障害の臨床的重症度に関する分類（❾）[6)]がある．また，統計学的に検証さ

❾ 摂食・嚥下障害の臨床的重症度に関する分類

			食事	経管栄養	直接的訓練 (摂食訓練)*	在宅管理	備考
誤嚥なし	7	正常範囲	常食	不要	必要なし	問題なし	
	6	軽度問題	軟飯・軟菜食など 義歯・自助具の使用	不要	時に適応	問題なし	食事動作や歯牙の問題など経過観察でよいレベル
	5	口腔問題	軟飯・軟菜食・ペースト食など 食事時間の延長 食事に指示，促しが必要 食べこぼし，口腔内残留が多い	不要	適応 一般施設や在宅で可能	可能	先行期，準備期，口腔期の問題
誤嚥あり	4	機会誤嚥	嚥下障害食から常食 誤嚥防止方法が有効 水の誤嚥も防止可能 咽頭残留が多い場合も含む	時に間歇的経管法の併用	適応 一般施設や在宅で可能	可能	医学的に安定**
	3	水分誤嚥	嚥下障害食 水を誤嚥し誤嚥防止方法が無効 水分に増粘剤必要	時に間歇的経管法・胃瘻の併用	適応 一般施設で可能	可能	医学的に安定
	2	食物誤嚥	経管栄養法	長期管理に胃瘻の検討	適応 専門施設で可能	可能	医学的に安定 難治の場合，機能再建術の検討
	1	唾液誤嚥	経管栄養法	長期管理に胃瘻の検討	困難	困難	唾液を誤嚥 医学的に不安定*** 難治の場合，気管食道分離術の検討

* 間接的訓練(基本訓練)は6以下のどのレベルにも適応あり
** 適当な摂食管理で，低栄養・脱水・肺炎などを起こさない
*** 経管管理をしても医学的安定性を保つことができない

(才藤栄一．摂食・嚥下障害の治療・対応に関する総合的研究．平成11年度厚生科学研究費補助金研究報告書．2000. pp1-17[6])

れた評価として MASA (the mann assessment of swallowing ability)，FOIS (functional oral intake scale) がある．これらの評価は予後予測と，治療後の再評価に役立つ．

2 嚥下機能の評価

反復唾液嚥下テスト (repetitive saliva swallowing test：RSST)，水飲みテスト，改訂水飲みテスト，フードテストがある[7]．また，誤嚥性肺炎のスクリーニングとして，簡易嚥下誘発試験がある[8]．頸部聴診法は，誤嚥の有無や下咽頭部の残留の検出に有用である．

1) 反復唾液嚥下テスト (RSST, ❿)

最も簡便な方法として，第2指で舌骨を第3指で甲状軟骨を触知した状態で空嚥下を指示し，30秒間に何回嚥下できるかを観察する．甲状軟骨が十分挙上する必要がある．2回/30秒以下で陽性と判断する．感度は0.98, 特異度0.66である[7]．

❿ 反復唾液嚥下テスト（RSST）

随意的な嚥下を繰り返す能力をみる
a. 口腔内を湿らせた後に，空嚥下を30秒間繰り返す
b. 2回/30秒以下が異常

⓬ 簡易嚥下誘発試験（SSPT）

- 常温の蒸留水注入による嚥下誘発テスト
- 臥位の患者に対して経鼻的に5 Frのカテーテルを上咽頭へ挿入して0.4 mLの水分を注入し，次いで2 mLの水分を注入する
- 注入後3秒以上反射が起こらない場合を異常所見とする

⓫ 改訂水飲みテスト（MWST）

冷水3 mLを嚥下させる

評価基準	
a.	嚥下なし，むせるand/or呼吸切迫
b.	嚥下あり，呼吸切迫の疑い
c.	嚥下あり，呼吸良好 むせるand/or湿性嗄声
d.	嚥下あり，呼吸良好，むせない
e.	dに加え，空嚥下の追加を指示し30秒以内に2回空嚥下可能

d以上なら合計3回施行し，最も悪い嚥下を評価する

2）水飲みテスト

30 mL・3オンス（約85 mL）・100 mL水飲みテストは，感度および特異度が低い割に飲水量が多いため重症例に使用しにくい．改訂水飲みテスト（modified water swallowing test：MWST, ⓫）は3 mLの冷水を嚥下させ，嚥下運動およびそのプロフィールより咽頭期障害を評価する方法である．カットオフ値3点で誤嚥有無判別の感度は0.70，特異度は0.88である．

簡易嚥下誘発試験（simple swallowing provocation test：SSPT, ⓬）は，臥位の患者に対して経鼻的に5 Frのカテーテルを上咽頭へ挿入して0.4 mLの水分を注入し，次いで2 mLの水分を注入する方法で，注入後3秒以上反射が起こらない場合を異常所見とするものである．誤嚥性肺炎患者の検出の感度は，0.4 mLの水分で感度1.00，特異度0.84，2 mLの水分で感度0.76，特異度1.00である．誤嚥性肺炎患者の検出としては優れている[7]．

3）フードテスト

フードテスト（food test：FT）は，茶さじ1杯（約3〜4 g）のプリンなどを食べさせて評価する方法で，口腔における食塊形成能，咽頭への送り込みを評価する．嚥下後に口腔内にプリンなどが残存しているかどうかを確認する．

4）咳テスト

20％酒石酸，クエン酸などの刺激物をネブライザーから噴霧し，吸入させて咳反射を誘発させる方法で，不顕性誤嚥の存在を評価する．

5）頸部聴診法

喉頭の側方に聴診器をあて，呼吸音および嚥下音を聴診する方法で，輪状軟骨直下の気管外側皮膚面が適するとされる．喘鳴，咳，咳払い，湿性嗄声などが聴取可能である．

食塊を嚥下する際に咽頭部で生じる嚥下音ならびに嚥下前後の呼吸音を

❸ 嚥下内視鏡検査（FEES〈VE〉）

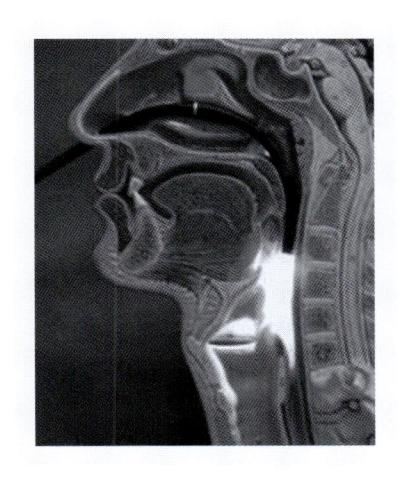

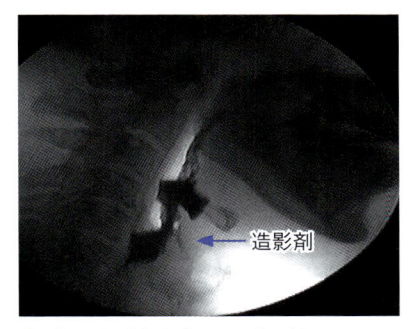

❹ 嚥下造影検査（VFSS〈VF〉）

（造影剤）

頸部から聴診し，嚥下音の性状や長さおよび呼吸音の性状や発生するタイミングを聴取して主に咽頭期における嚥下障害を判定する．非侵襲的に誤嚥や下咽頭部の貯留などが判定できる実用的なスクリーニング法としてベッドサイドでも簡便に施行できる．

検査

一般的な検査としては，嚥下内視鏡検査，嚥下造影検査，超音波検査，筋電図検査，舌圧・嚥下圧検査などがある．

1 嚥下内視鏡検査（FEES, ❸）

嚥下内視鏡検査（fiberoptic endoscopic evaluation of swallowing：FEES〈VE〉）は，内視鏡を用いて実施する嚥下機能検査で，咽頭および喉頭の器質的・機能的異常の有無などの観察のみならず，検査食を嚥下したときに咽頭流入，嚥下反射のタイミング，咽頭残留，喉頭流入，誤嚥を評価することができる[9,10]．検査食には，着色水やゼリー，プリンなどを用いる．鼻咽腔閉鎖，声帯麻痺，不随意運動，梨状窩残留，食物残留などを観察する．喉頭閉鎖機能の検査としては，発声と息こらえを指示する．内視鏡の先端を用いて咳反射を誘発させ，咽頭および喉頭の感覚も調べる．嚥下反射の遅延も判定できる．

2 嚥下造影検査（VFSS, ❹）

嚥下造影検査（video fluoroscopic swallow study：VFSS〈VF〉）は，嚥下運動を全般的に視覚的に観察できる検査である．検査の目的としては以下の2つがある．

①症状と病態の関係を明らかにする．「診断のための検査」であり，形

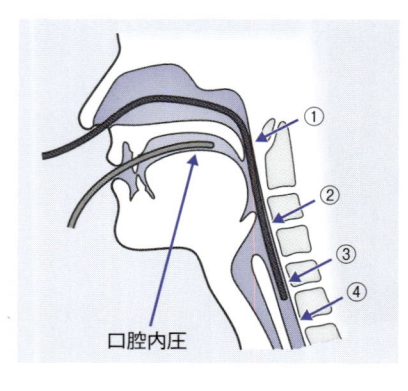

⓯ 筋電図
① 軟口蓋部，② 下咽頭，③ 食道入口部，
④ 頚部食道

口腔内圧

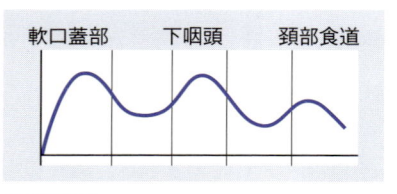

⓰ 嚥下圧

態的異常，機能的異常，誤嚥，残留などを明らかにする．
②食物，体位，摂食方法などの調節により治療に反映させる．「治療のための検査」であり，食物や体位，摂食方法などを調整することで安全に嚥下し，誤嚥や咽頭残留を減少させる方法を探す．実際の訓練や摂食場面において有力な情報を提供する．

　診察や神経所見からVFSSで何が知りたいかを検討し，安全性を考慮しつつ，検査方法を選択する．成書を参考にして，十分な説明と同意を得て施行し，評価する[11]．嚥下動態の評価は一定の基準で施行する必要がある．評価表に基づいて観察するのが望まれる．また，検査は特殊な条件下で行われるため，検査結果が必ずしも患者の平常の状態を反映しているとは限らない．検査の判断にあたっては，検査時の体調，疲労度など検査に影響を与える要因や臨床症状・経過を勘案し，観察する嚥下動態を十分に考慮する．

3 超音波検査

　超音波検査は，舌と舌根部を含む咽頭部および軟口蓋の動態評価に用いられる．被曝など声帯への危険性が少なく，簡便に使用できる．さまざまな食品を試行することができ，一口量の設定も簡単である．

4 筋電図検査（⓯）

　針筋電図検査では，針電極を用いて，筋細胞膜に生じる安静時および随意収縮時の電位の変化をとらえる．一般的に嚥下障害において検査の対象となる筋は，舌骨上筋群，舌骨下筋群，舌筋，咽頭収縮筋，輪状咽頭筋などである．一筋ごとの評価も必要であるが，動作のタイミングやパターンなど嚥下動態から異常の有無を判断し，病態の理解に役立てる[12]．簡便には，舌骨上筋群の表面筋電図にて嚥下回数の測定が行われている．

5 舌圧・嚥下圧検査（⓰）

　口腔，咽頭，食道の内圧を測定し，障害の程度を定量的に把握できる．

❶ 神経機序からみた嚥下障害の分類

期（stage）	中枢神経系からの嚥下運動出力の時間的推移
位相（phase）	食塊の口腔から咽頭，食道への移動の状態 (1) 口腔期障害 (2) 咽頭期障害（進の分類） 　　1. 惹起遅延型（偽性球麻痺） 　　2. 停滞型（球麻痺） 　　　嚥下パターンの出力の異常（CPGの異常） 　　　嚥下の出力の低下・脱落による異常 　　3. 惹起不全型 　　　孤束核の障害（球麻痺） 　　　咽喉頭の知覚異常

CPG：パターン形成器．
（進　武幹．嚥下の神経機序とその異常．耳鼻 1994；40：239-422[1]）

　嚥下圧測定では嚥下圧と収縮時間，蠕動運動の伝搬速度などがわかる．嚥下造影検査と同時に測定することで正確な評価が可能である．
　嚥下時の舌圧測定は，簡易舌圧装置により行われる．バイオフィードバック訓練や，訓練効果の評価として用いることが可能である．

診断

1　障害部位による分類

　嚥下障害をきたす疾患は多数あり，疾患により嚥下動態が異なる（❶）[1]．まず，嚥下障害の原因と部位を調べ，その嚥下動態を把握する．また，神経学的所見と嚥下動態から，原疾患を推定することも重要である．
　嚥下機構には孤束核，疑核など延髄神経核のみならず，網様体や嚥下関連ニューロンが複雑に関与し，パターン形成器（central pattern generator：CPG）により制御されている[2]．咀嚼運動の開始は随意的であるが，その後は延髄のリズム形成器により制御されている．
　本項では，球麻痺を「延髄の諸脳神経（舌咽神経，迷走神経，舌下神経）の運動神経核の障害により，発語，発声，嚥下，呼吸，循環などの障害をきたして生じる症候」と定義する．多くは同時に口輪顔面筋，咀嚼筋の麻痺も伴うため，延髄橋麻痺も含める．実際の嚥下機構には延髄神経核のみならず，網様体を含めた嚥下関連ニューロンが複雑に関連している[1]．偽性球麻痺は「延髄神経核の上位ニューロンの障害によって生じる症候」と定義する．顔面，舌，咽喉頭，咬筋麻痺の症状がある．嚥下障害は偽性球麻痺の症候の一つで，「延髄神経核の上位ニューロンである皮質延髄路に責任病巣を有するものを偽性球麻痺，延髄レベルに責任病巣を有するものを球麻痺」と定義する．合併例もある．
　球麻痺の典型例は，延髄外側症候群（ワレンベルグ症候群）である．嚥下動態は，①嚥下運動の惹起不全，②嚥下パターン出力（CPG）の異常，

③出力低下である．病態に即してリハビリテーションを行い，改善が得られない場合には手術療法やボツリヌス治療を考慮する．

2 疾患別の嚥下動態

嚥下動態については，進の分類が理解しやすい（⑰）[1)]．障害部位と機能障害が関連づけられているため，機能訓練や手術治療を施行する際に有用である．位相（phase）は食塊の口腔から咽頭，食道への移動の状態を示し，期（stage）は中枢神経系からの嚥下運動出力の時間的推移を示す．

1）惹起遅延型

皮質延髄路の障害において認められる．偽性球麻痺，特に多発性脳梗塞が典型例である．口腔期障害を主とし，咽頭期嚥下運動の惹起が遅延し，タイミングのずれによる誤嚥が起こる．両側性病変と片側性病変によるものがあり，前者に重症例が多い．

2）停滞型

前述の球麻痺のタイプである．stage の進行に対して食塊が咽頭腔に停滞し，咽頭期での嚥下運動自体の異常が認められる．嚥下パターンの出力の異常は，延髄を含む下位脳幹・網様体の障害に認められる．延髄のCPGの障害であるため定常的な運動ができなくなる．この典型例は，延髄外側症候群である．また，嚥下の出力低下，脱落による異常は，運動ニューロンの障害および嚥下関連筋の障害である．前者は運動神経疾患（筋萎縮性側索硬化症）の一部と延髄外側症候群など，後者は重症筋無力症，筋疾患などにみられる．

3）惹起不全型

咽喉頭知覚の脳幹への入力の低下を示す障害である．

3 脳梗塞による嚥下障害

「脳卒中治療ガイドライン2009」[13)]によると，脳卒中患者においては，嚥下機能のスクリーニング検査，さらには嚥下造影検査，嚥下内視鏡検査などを適切に行い，その結果をもとに，栄養摂取経路（経管，経口）や食形態，姿勢，代償嚥下法の検討と指導を行うことが勧められている（グレードB）．ベッドサイドでの簡便なスクリーニング検査としては，水飲みテストが有用である（グレードB）．検査の結果，誤嚥の危険が高いと判断されれば，適切な栄養摂取方法および予防を考慮することが推奨される（グレードB）．十分に嚥下動態を把握してリハビリテーションを施行する．

4 加齢による変化

高齢者では加齢の影響も考慮する．正常高齢者では嚥下機能は低下しても，機能の代償が認められる．感染症や手術などで全身状態が悪化して長期臥床，絶食が続くと，予備能が低いため代償できずに嚥下障害が顕在化

> **MEMO**
>
> 推奨度の分類（脳卒中合同ガイドライン委員会）
>
> | グレード | 内容 |
> |---|---|
> | A | 行うよう強く勧められる |
> | B | 行うよう勧められる |
> | C1 | 行うことを考慮してもよいが，十分な科学的根拠がない |
> | C2 | 科学的根拠がないので，勧められない |
> | D | 行わないよう勧められる |

する．味覚や嗅覚の変化，側彎，円背などの姿勢異常，咀嚼機能の低下，唾液分泌量の減少に伴い，口腔，咽頭の食塊移動時間が延長し，嚥下関連筋群の全般的な筋力低下も認められ，安静時喉頭位置が下垂するが，喉頭挙上距離の増加により嚥下機能は維持されている．口腔および咽頭の知覚入力系の低下により咽頭期の嚥下運動の惹起が遅延し，呼吸機能の低下に伴い気道防御反応が低下する．85歳以上の高齢者では，嚥下量の変化に対応する喉頭前方移動や食道入口部開大の対応能の低下を認める．嚥下運動開始時までに喉頭は挙上し，嚥下時の喉頭挙上距離には変化を認めない．

気道防御機構（気道閉鎖，喉頭挙上，舌根部の後方への牽引，喉頭蓋の反転）が複数以上，障害されると，誤嚥しやすくなる[14]．

（巨島文子）

● 文献
1) 進　武幹．嚥下の神経機序とその異常．耳鼻 1994；40：239-422.
2) 堀口利之．嚥下障害の外科的治療．藤島一郎（編著）．よくわかる嚥下障害．大阪：永井書店；2001. p187.
3) ライネット・L，カールほか（著），金子芳洋ほか（訳）．中枢神経系に悪影響を及ぼす薬剤．薬と摂食・嚥下障害―作用機序と臨床応用ガイド．東京：医歯薬出版；2007.
4) 太田清人．摂食・嚥下障害リハビリテーション実践マニュアル，訓練　頭部・体幹・姿勢のコントロール．Medical Rehabilitation 2005；5：26-33.
5) 藤島一郎，大野友久ほか．「摂食・嚥下状況のレベル評価」簡便な摂食・嚥下評価尺度の開発．リハビリテーション医学 2006；43：249.
6) 才藤栄一．摂食・嚥下障害の治療・対応に関する総合的研究．平成11年度厚生科学研究費補助金研究報告書. 2000. pp1-17.
7) 才藤栄一ほか（監），鎌倉やよいほか（編）．摂食・嚥下リハビリテーション．第2版．東京：医歯薬出版；2007. p115, 130-179.
8) Teramoto S, et al. Simple two-step swallowing provocation test for elderly patients with aspiration pneumonia. Lancet 1999；353：1243.
9) Langmore SE(ed). Endoscopic Evaluation and Treatment of Swallowing Disorders. George Thieme Verlag；2000.／藤島一郎（監訳）．嚥下障害の内視鏡検査と治療．東京：医歯薬出版；2002.
10) 日本耳鼻咽喉科学会（編）．嚥下障害診療ガイドライン―耳鼻咽喉外来における対応．2008年版．東京：金原出版；2008.
11) 日本摂食・嚥下リハビリテーション学会医療検討委員会2010版案．嚥下造影の検査法（詳細版）．日摂食嚥下リハ会誌 2010；14；54-73.
12) 平野　実．嚥下第二期の生理と病態．日気食会誌 1980；31：1-9.
13) 篠原幸人ほか（編）．脳卒中治療ガイドライン2009．東京：協和企画；2009. pp15-16, 318-321.
14) Crary MA, et al. Adult Swallowing Disorders. Butterworth-Heinemann Medical；2003.／藤島一郎（訳）．嚥下障害入門．東京：医歯薬出版；2007.

2 摂食機能障害でおさえておきたい呼吸機能評価

　呼吸と嚥下は，口腔，咽頭に関連し密接な関係にある．慢性閉塞性肺疾患（以下，COPD〈chronic obstructive pulmonary disease〉）患者で換気機能が低下している場合や高齢者で喉頭の下降をきたしている場合には，嚥下性無呼吸が難しくなるため，食塊の口腔内保持時間が延長し，嚥下運動が起こりにくくなる．嚥下が惹起したとしても，呼気が起こらずに吸気が起こることで食塊の誤嚥が起こることもある．また，運動失調をきたす小脳や脳幹部病変の患者の場合，呼吸と嚥下の協調運動が難しくなるため，食塊移動と喉頭挙上のタイミングが合わず，誤嚥や窒息を引き起こす危険がある．したがって摂食訓練を実施する場合には，呼吸機能の評価が必要となる．

● 呼吸機能評価

　一般的に呼吸機能評価は，主に以下の7つに分けられる．摂食訓練時に必要な呼吸機能評価でもある．
① 病態把握：問診・病歴聴取，画像診断，聴診，打診
② 呼吸能力：呼吸状態（呼吸数，呼吸パターンなど）
③ 酸素化能：経皮的動脈血酸素飽和度（SpO_2）など
④ 換気能：スパイロメータなど
⑤ 咳嗽能：ピークフロー
⑥ 胸郭の可動性
⑦ 呼吸困難感

1　病態把握

1）問診，病歴聴取

　聴取時に注意すべき主訴を❶にまとめる．
　患者から直接情報を必要かつ十分に聞き出すことを重視する．聴取時に意識すべき呼吸器（疾患）に関する特徴は，以下のとおりである．
① 無意識下で，さらに連続して外界と交通する臓器である．
② 個人の嗜好や環境に影響されやすい臓器である．
③ 循環器や消化器の疾患より並存症が多い．

2）画像診断

　X線によって，診察だけでは得られない情報や，問診や病歴の聴取，身体の診察から得た情報の確認が可能である．またCTは，X線で得た情報

❶ 聴取時に注意すべき主訴

咳嗽	急性か慢性か	急性感染症で4週間以上咳が続くことはほとんどない 咳が長引くということはそれだけで何か理由がある可能性が高い
	乾性か湿性か	疾患や患者の状態を推測するのに重要な情報 次のステップで聴診するとき，あらかじめ情報があるのはかなり有利である
痰（色と量）	赤色と黒色	血痰における赤色は潜血，黒色は出血後時間が経ち凝結したもの．血痰も膿性痰などに線状に血が混じったものから，かなり大きな喀血に近いものまである 咳嗽とともに排出されたか，泡状の気泡を多量に含むかの観察により吐血との鑑別も可能になる
	黄色	細菌感染症がほとんどだが，朝1回のみの黄色痰は感染がなくても，喘息やCOPDなどでみられる
	鉄さび色	肺炎球菌
	緑色	緑膿菌（かなりの特殊環境下，特に気管支拡張症の存在を考える）
	オレンジ色	肺炎桿菌，レジオネラ
	腐敗臭	嫌気性菌
	量	寝床にティッシュボックスがある人には必ず正確に聴取する
呼吸困難感		突然か慢性か，四六時中か，労作時か，特殊環境下かを確認する．姿勢によって変化するかどうかが重要である 呼吸困難という苦痛だけではなく死を意識するほどの恐怖心が存在することを理解する 単なる酸素投与は「痛ければ痛み止めを」の発想となんら違いなく対処療法であり，解決になっていないことに注意する
その他の注意すべき症状		喘鳴，胸痛，嗄声，いびき，無呼吸

をさらに詳細に得ることができる方法なので，ぜひ確認していただきたい．CTは多くの場合，報告書も添付されているため，自分の診断が合っていたかどうか確かめるのもいいだろう．

胸部X線の読影手順

次の順番どおりに読影できるように訓練する．

① 撮影条件を確認する．
- 被写体の外側の空気の部分が十分黒く，コントラストが確保されているか確認する．
- 横隔膜や心臓に重なった領域で肺血管が同定可能かで高圧撮影かどうかを確認する．

② 体位を確認する．
- 左右の鎖骨頭の中央に，胸椎の棘突起があるかで正中性を確認する．

③ 骨，軟部組織を評価する．
- 骨折の有無，皮下気腫の有無などを確認する．

④ 横隔膜の高さ，形状を確認する．
- 左横隔膜：第11肋骨の高さ．
- 右横隔膜：左横隔膜より半～1肋間高い．
- CP角（胸郭を形成する肋骨と横隔膜で形成する角度）：鋭角であるか

MEMO
解剖学的に心尖が左に偏位しているため，左の横隔膜が下がっている．

❷ シルエットサイン

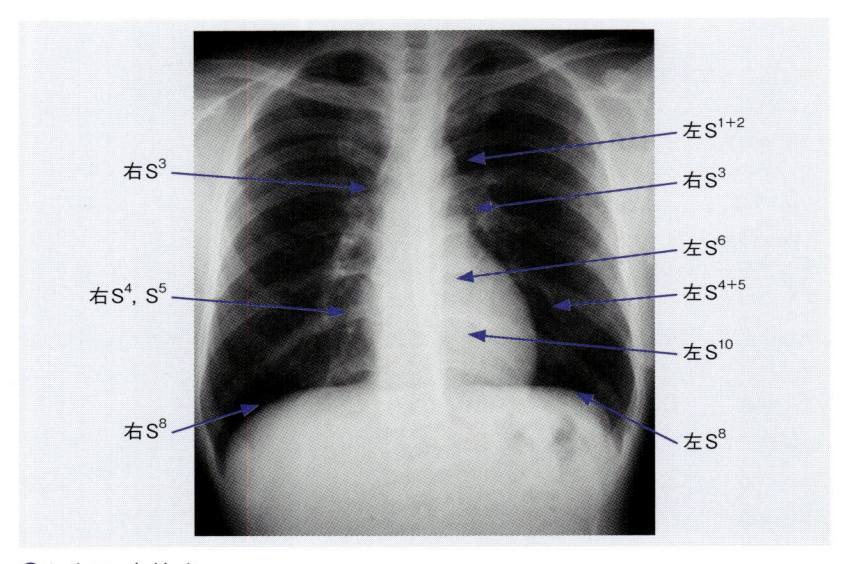

鈍角であるかなどを確認する．鋭角であれば正常，鈍角であれば胸水の存在を疑う．胃泡と横隔膜の距離が長いときも胸水の存在を疑う．
⑤ 中央にある心臓を含む縦隔陰影の形状や境界線を確認する．
- 境界辺縁の不鮮明化（シルエットサイン：❷）：縦隔に隣接する肺野に病変の存在を疑う．ちなみに縦隔は胸郭のなかでも腹側にあるため（一度，CTで確認すること），病変は腹側にあることを意味する．
- 気管：閉塞，偏位など．
- 主気管支の分岐角：左35°，右25°．偏位は上葉の容積変化などの目安となる．
- CTR（心胸郭比），心肥大：肺水腫の原因が心原性か非心原性かの鑑別などに利用できる．

⑥ 肺野の浸潤影や結節影を確認する．
- 明らかな異常影は見落としにくいが，その異常影によって正常時に見えるべきものが見えないという異常を見落としやすいので注意すること．

3）聴診

聴診とは，聴診器を体表面にあてて，呼吸器官に関する音響によって評価を行うもので，気管や肺胞などの胸腔内の状態が確認できる．

(1) 肺音の分類

肺音は呼吸音と副雑音に分けられる．呼吸音の正常時では，肺胞呼吸音や気管支肺胞呼吸音，気管支呼吸音，気管呼吸音が聴取できる．呼吸音の異常は副雑音が聴取される前の段階で認められることが多く，呼吸音の減弱・消失，延長などがある．副雑音はラ音と胸膜摩擦音などその他の副雑音に分けられる．

肺音の分類 ▶ Chapter Ⅳ-2, p66 参照．

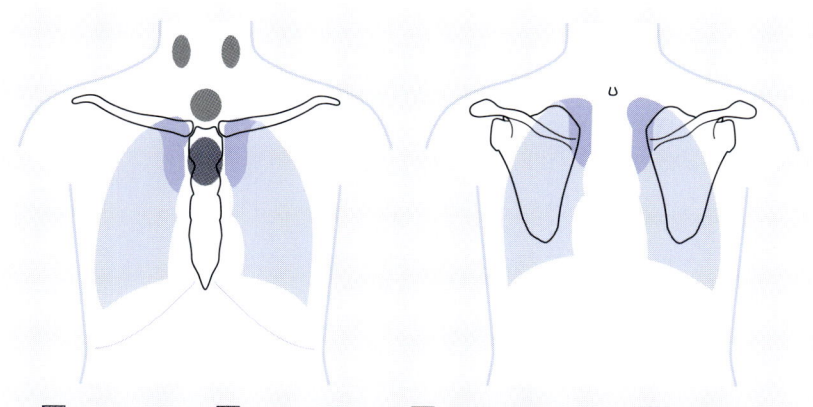

■ 気管呼吸音　■ 気管支呼吸音　■ 気管支肺胞呼吸音　□ 肺胞呼吸音

呼吸音	パターン	吸気・呼気の長さ	音の強さ	音の性状	聴取部位
気管呼吸音	∧	吸気＝呼気	非常に強い	やや高い	頸部気管
気管支呼吸音	∧	吸気＜呼気	強い	高い	胸骨部
気管支肺胞呼吸音	∧	吸気＝呼気	中等度	中間	第1・第2肋間 肩甲骨間
肺胞呼吸音	∧	吸気＞呼気	弱くやわらかい	やや低い	両側肺野

❸ 正常呼吸音と聴取部位

(2) 正常な呼吸音

正常な呼吸音には，気管，気管支などの中枢側の太い気道から発生する音（① 気管呼吸音，② 気管支呼吸音）と末梢の細い気道より発生する音（③ 気管支肺胞呼吸音，④ 肺胞呼吸音）がある（❸）．気道に痰がつまったり，気管が狭くなったりすると，副雑音が聞こえる．

① 気管呼吸音：吸気と呼気の間に切れ目がある非常に強い呼吸音であり，頸部気管上で聴こえる．
② 気管支呼吸音：吸気と呼気の間に切れ目がある強い呼吸音であり，胸骨部で聞こえる．吸気より呼気のほうが長い．
③ 気管支肺胞呼吸音：吸気と呼気の間の切れ目がはっきりしない中等度の呼吸音であり，第1・2肋間，肩甲骨間で聞こえる．
④ 肺胞呼吸音：吸気と呼気の間の切れ目がはっきりしない弱くやわらかい呼吸音であり，両側肺野で聞こえる．吸気より呼気のほうが短く弱い．

(3) 異常な呼吸音

① 呼吸音の延長と減弱・消失：肺局所の気流速度や換気量の低下により生じる．左右対称に注意深く聴診し比較することによって確認することができる（❹）．

❹ 呼吸音の延長と減弱・消失

呼吸音の延長	・換気量増大（過換気症候群，ヒステリー，対側の気管支閉塞） ・伝達亢進（肺うっ血，肺炎）
呼吸音の減弱・消失	・換気量減少（COPD，重症喘鳴） ・伝達障害（腫瘍，無気肺，異物，気胸，胸水）

❺ ラ音の分類

	連続性ラ音	断続性ラ音
低音性	いびき様音（rhonchi） グーグー	水泡音（coarse crackle） ブツブツ
高音性	笛様音（wheeze） ヒューヒュー	捻髪音（fine crackle） バリバリ，チリチリ

②副雑音：副雑音は病的な雑音で肺からはラ音が聴取される．主なものを以下にあげる．
- ラ音：一つの音が長く伸びた連続した音（連続性ラ音）と，はじけるような非連続性の短い音（断続性ラ音）がある．さらに気道径によって低音性（気道径広い）と高音性（気道径狭い）に分けられる（❺）．
- 胸膜摩擦音：臓側胸膜と壁側胸膜の摩擦により発生する．

4）打診

打診とは，胸壁を叩くことで生じる音響や指に伝わる感触により，胸腔内の状態を確認する方法である．横隔膜の高さや動き，気管支や細気管支腔内の分泌物の有無を評価できるが，実際には5cm以上の深部の診断は難しい．

打診の方法は，非利き手の中指を身体に密着させ，利き手の中指尖で軽く叩く．打診の順序は聴診と同様である．

打診音の種類は，①清音（共鳴音），②鼓音，③濁音である．
① 清音：正常の肺の打診音．
② 鼓音：胃泡のある胃底部や胸腔内含気量が多い部位の打診音．
③ 濁音：含気量の低下，液体貯留，心臓，肝臓，もしくは横隔膜上の打診音（❻）．

(1) 横隔膜の打診

横隔膜は，吸気で下方に，呼気で上方に移動する．正常では最大吸気位と最大呼気位で3〜6cmの移動（呼吸性移動）を確認できる．

(2) 異常な打診音

① 肺気量：正常な全肺気量は約5,000 mLであるが，肺気量が増加すると打診音の響きがよくなり（鼓音），線維化などにより減少すると打診の響きは鈍くなる（濁音）．原因として，前者では気管支喘息，COPD，後者では肺炎や無気肺，胸水などがあげられる．
② 気管支・細気管支：気管支に分泌物があると換気不良により空気が

聴診の順序 ▶ Chapter Ⅳ-2, p67 参照．

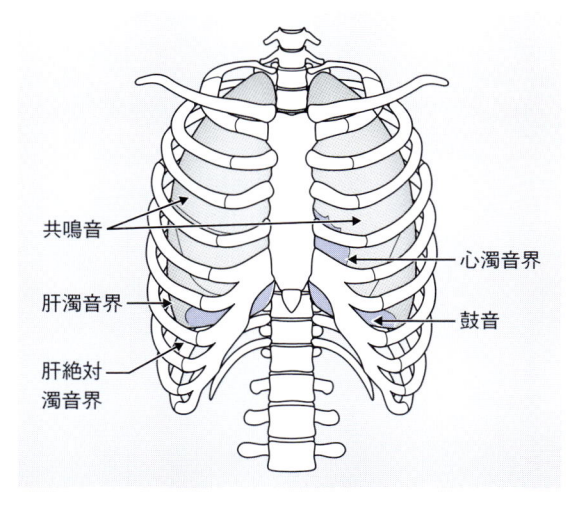

❻ 正常な打診音の所見

少なくなるため，鈍い打診音になる．無気肺であるとさらに鈍い打診音になる．

2 呼吸能力

1）呼吸数
呼吸数は，成人で12〜18回/分が正常である．

2）呼吸パターン（❼）
正常の場合，呼気：吸気＝1：1.5〜2.0であり，胸郭，腹部の呼吸運動は左右対称である．

(1) 呼吸数の異常
① 徐呼吸：呼吸の深さは不変で，呼吸数が12回/分以下に減少した呼吸．麻酔薬使用時，睡眠薬の多量服用時などにみられる．
② 頻呼吸：呼吸の深さは不変で，呼吸数が24回/分以上に増加した呼吸．正常体温より0.6℃の上昇で，呼吸数は4回/分増加する．25回/分以上を呼吸促迫状態という．

(2) 呼吸の深さ（1回換気量）の異常
呼吸の深さは，成人で約500 mLが正常である．
① 過呼吸：呼吸数は変化せず，呼吸の深さが増大した呼吸．
② 減呼吸：呼吸数は変化せず，呼吸の深さが減少した呼吸．

(3) 呼吸数と深さ（分時換気量）の異常
① 多呼吸：呼吸数や深さがともに増加した呼吸．代謝が亢進している高熱時や激しい運動時にみられる．
② 少呼吸：呼吸数や深さがともに減少した呼吸．加齢肺や睡眠時に多くみられる．

(4) 周期性呼吸
① チェーンストークス呼吸：1回換気量が次第に深く大きくなり，最大

❼ 主な呼吸パターン

呼吸パターン		特徴	臨床症状
正常呼吸（eupnea）		リズム正常 呼吸数：12〜20回/分 深呼吸：7〜8回/分	正常
過呼吸（hyperpnea）		リズム正常 呼吸波形：大きい	運動，疼痛，発熱，呼吸困難，肺炎など
減呼吸（hypopnea）		リズム正常 呼吸波形：小さい	意識消失，循環不全，疼痛性換気障害など
頻呼吸（tachypnea）		正常波形 呼吸数：増加（≧24回/分）	運動，疼痛，発熱，呼吸困難，$PO_2\uparrow$，肺炎，無気肺，代謝性アシドーシスなど
徐呼吸（bradypnea）		正常波形 呼吸数：減少（≦12回/分）	睡眠時，頭蓋内圧亢進，糖尿病性昏睡，代謝性アルカローシス，飲酒など
チェーンストーク呼吸（Cheyne-Stokes breathing）		呼吸数と呼吸の深さが増加と減少を繰り返す	新生児，高齢者，頭蓋内圧亢進，腎不全，CO_2ナルコーシス，解離性動脈瘤，脳虚血発作など
ビオー呼吸（Biot breathing）		深くて速い呼吸と無呼吸を繰り返す	呼吸中枢障害，頭蓋内圧亢進，頚髄損傷など
クスマウル呼吸（Kussmaul breathing）		深くて速い呼吸の連続	呼吸困難，腎不全，重症出血など
無呼吸（apnea）		呼吸なし	心肺呼吸停止

となったら再び減少し停止するという呼吸が繰り返される．

② ビオー呼吸：10〜30秒の呼吸停止期から，急に大きな呼吸が出現し換気が増加する呼吸．一過性であることが多い．あえぎ呼吸，無呼吸を繰り返す．

(5) その他の呼吸パターン

① 口すぼめ呼吸：気道の虚脱があるために呼気がうまく行えない呼吸パターンである．口をすぼめて呼気を行うことで，呼気抵抗により気道を開大し呼気をしやすくする．

② 奇異呼吸（シーソー呼吸）：横隔膜が疲労するために起こる呼吸パターンである．吸気時に横隔膜が挙上し胸部が陥没し，腹部が膨らむ．呼気時はその逆になる．

③ フーバー徴候：気道狭窄が疑われる呼吸パターンである．呼吸補助筋で呼吸を行うため，吸気時に下部肋間部が胸膜側（内側）へ陥没する．

④ クスマウル（大）呼吸：異常に深大な呼吸が連続し，規則正しく続く呼吸パターンであるが，はっきりとした肺雑音が混ざる．

⑤ 呼吸不整：呼吸のリズムが乱れている呼吸．いろいろなパターンが混在し明確な表現ができない場合に用いる．

⑥ 浅頻呼吸：少ない換気量を補う速くて浅い呼吸で短い吸気とやや長く続く呼気からなる．呼吸数は増加するが，深さは浅くなる．

⑦ あえぎ呼吸：息切れ状態．呼気，吸気ともに速くなり，さらに呼気後の休止期が延長する．
⑧ 鼻翼呼吸：吸気に際して鼻翼が広がる律動的な呼吸．
⑨ 終末呼吸：死の直前にみられるもので，口をパクパク開けて呼吸する．
⑩ 無呼吸：呼吸の交代性がなくなり，強制呼気に続く呼吸の一時的な停止状態．

3 酸素化能

酸素化能とは，吸入した酸素でどれだけ動脈血が酸素化されるかの指標である．評価項目として経皮的動脈血酸素飽和度（SpO_2），視診（ばち状指など），動脈血液ガス分析があげられる．

1）経皮的動脈血酸素飽和度（SpO_2）

低酸素血症の評価の指標となる．パルスオキシメータを指先に装着して，血液中のヘモグロビン（Hb）と酸素の結びつきの割合を計測する．SpO_2は年齢によって異なるが，95％以上が正常値である．90％以下で酸素療法の適応であり，60％以下で意識障害をきたす．

2）ばち状指

指の先端の結合組織の増殖により，上下肢の指の先端が広くなり，指尖部が肥大した状態である．低酸素血症が持続した場合に起こりやすい．

3）チアノーゼ

爪や口唇が暗紫色に変化する状態である．末梢循環が悪い状態に起こり，100mLの血液中に5g以上の還元ヘモグロビン（Hb）が含まれると出現する．

4）動脈血液ガス分析

動脈から採血をして，生体内の状態を評価する検査である．酸素解離曲線（❽）[1]は有名である．覚えるポイントは以下のとおりである．

- SpO_2 88％→ PaO_2……55Torr
- SpO_2 75％→ PaO_2……40Torr

(1) 低酸素状態の評価

① 肺胞低換気……………$PaCO_2$の上昇（＋）
② 拡散障害………………$PaCO_2$の上昇（－）
③ シャント………………$PaCO_2$の上昇（－）
④ 換気血流比不均等……$PaCO_2$の上昇（－）

(2) 二酸化炭素（炭酸ガス）の評価

① 酸性かアルカリ性か評価する．
② $PaCO_2$が異常の場合，急性または慢性か評価する．
- 急性の判断基準

 $PaCO_2$ 1 Torr 上昇に対し，pH は 0.008 低下する．
 $PaCO_2$ 10 Torr 上昇に対し，HCO_3^- は 1 mEq/L 上昇する．

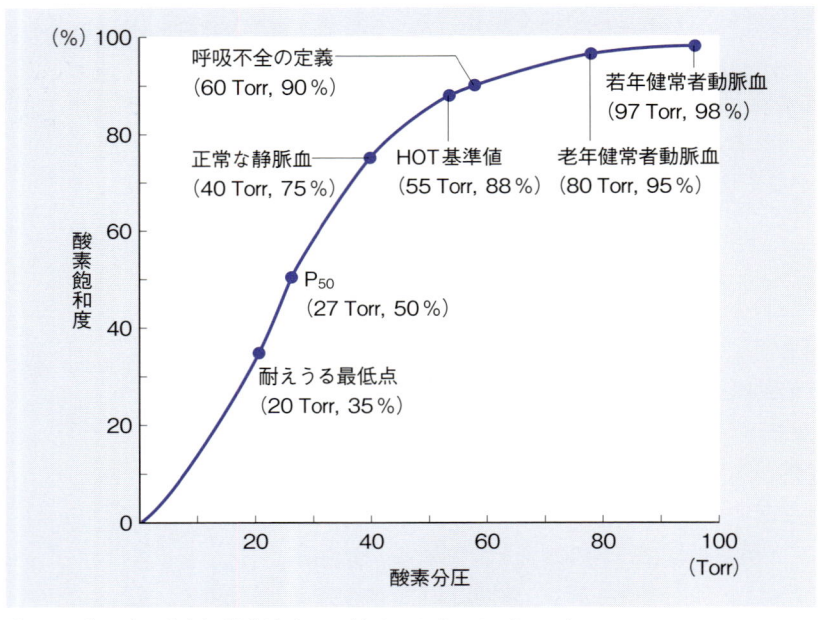

❽ ヘモグロビン酸素解離曲線上の記憶すると有用なポイント
（日本呼吸器学会肺生理専門委員会ほか〈編〉．酸素療法ガイドライン．東京：メディカルレビュー社；2006．p3[1])）

③ $PaCO_2$ の変化が急性変化だけでは説明が不可能な場合は，慢性の呼吸性変化の代償で説明可能かを評価する．
④ 代謝性の変化が主の場合，呼吸性の代償が十分か不十分であるかを評価する．どちらの要素が主であるかなどの判断に有用となる．
⑤ 代謝性アシドーシスがある場合は，アニオンギャップを測定する．開大があればその原因を検索する（❾）[1]．

4　換気能

換気能とは，肺のなかの空気を入れ替える能力のことである．

評価は主に肺機能検査で行う．ゆっくり吐いたり吸ったりするスパイログラム検査と，一気に吐くフローボリューム検査がある．

1）スパイロメトリー

呼吸機能のなかで最も基本的な検査であり，換気の際に口元に出入りする空気の量を測定するものである．スパイロメータを使って，呼吸による肺のなかの空気の変化（肺気量）を測定する．肺気量は最大吸気位，安静吸気位，安静呼気位，最大呼気位の4つに分割される（❿，⓫）．

2）予測肺活量と％肺活量（％VC）

肺活量は年齢，性別，身長などで変化する．実測された肺活量が予測肺活量の何％かを計算した値を％肺活量（％VC）といい，拘束性換気障害の目安となる．

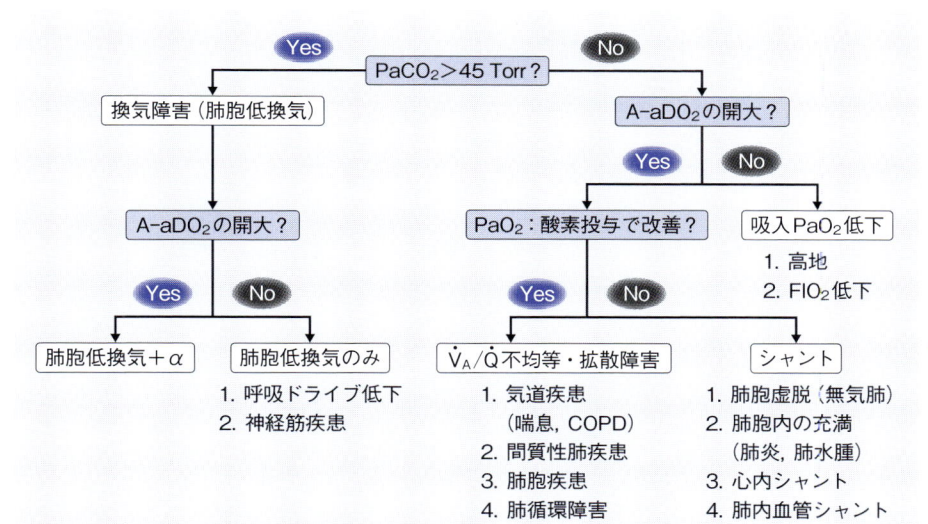

❾ 血液ガス所見による呼吸不全の診断的アプローチ
(日本呼吸器学会肺生理専門委員会ほか〈編〉. 酸素療法ガイドライン. 東京：メディカルレビュー社；2006. p4[1])

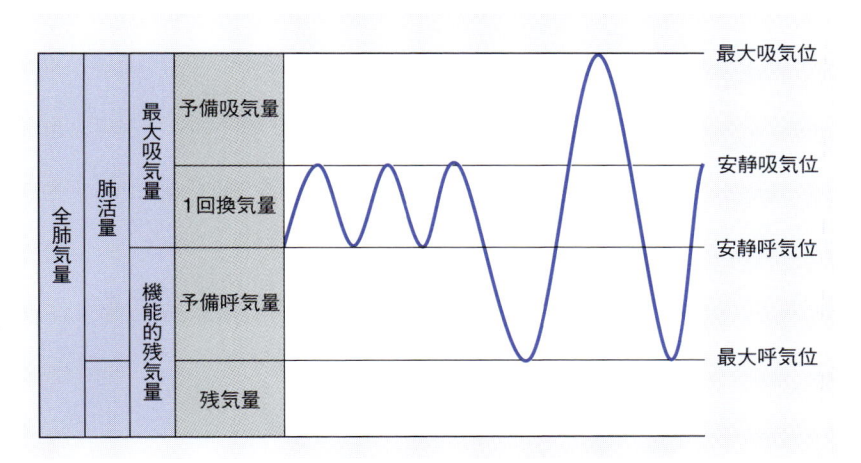

❿ 肺気量分画

(1) 予測肺活量の計算式 (Baldwinの式)

成人男性の予測肺活量 =（27.63 − 0.112 × 年齢）× 身長（cm）
成人女性の予測肺活量 =（21.78 − 0.101 × 年齢）× 身長（cm）

(2) %肺活量 (%VC)

%肺活量 = 実測肺活量 ÷ 予測肺活量 × 100

3) 1秒量 (FEV_1) と1秒率 ($FEV_{1\%}$)

1秒量は努力呼気開始から最初の1秒間に呼出した気量であり，1秒率は（1秒量/努力性肺活量×100）で求められる．

また，予測1秒量（FEV_1予測値）は以下の式で求めることができる．

男性：FEV_1予測値 = 0.036 × 身長（cm）− 0.028 × 年齢 − 1.178
女性：FEV_1予測値 = 0.022 × 身長（cm）− 0.022 × 年齢 − 0.005

⓫ 肺気量分画の名称と定義

	英語（略語）	定義	組成
最大吸気位	maximal inspiratory position（MIP）	肺が最も広がったときの点	
安静吸気位	end inspiratory position（EIP）	普通の吸気時の点	
安静呼気位	end expiratory position（EEP）	普通の呼気時の点	
最大呼気位	maximal expiratory position（MEP）	肺が最も縮まったときの点	
予備吸気量	inspiratory reserve volume（IRV）	普通の吸気時から最大限まで空気を吸ったときの量	
1回換気量	tidal volume（TV）	通常の呼吸において出入りする空気の量	
最大吸気量	inspiratory capacity（IC）	最大限まで空気を吸ったときの量	IRV＋TV
残気量	residual volume（RV）	最大限呼気を行ったあとに肺のなかに残っている空気の量	
予備呼気量	expiratory reserve volume（ERV）	普通の呼気時から最大限まで空気を吐いたときの量	
機能的残気量	functional residual capacity（FRC）	普通の呼気時に肺に残っている空気の量	RV＋ERV
肺活量	vital capacity（VC）	最大吸気位から最大呼気位までの空気の量	IC＋ERV
全肺気量	total lung capacity（TLC）	最大限の吸気を行ったときに肺にある空気の量	VC＋RV

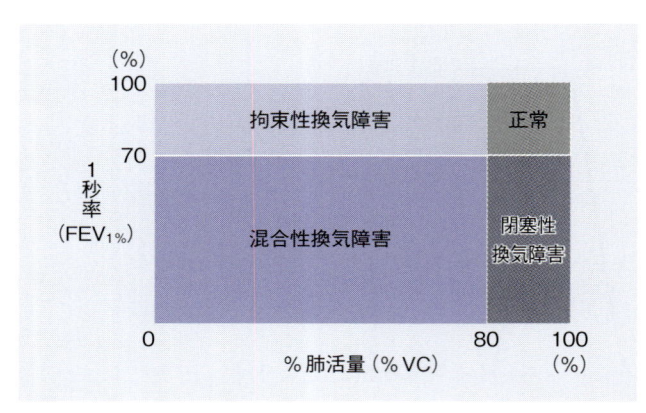

⓬ 換気障害の分類

4）換気障害の分類

1秒率が70％以下の状態を閉塞性換気障害（$FEV_{1\%} \leq 70\%$）といい，％肺活量が80％以下の状態を拘束性換気障害（$\%VC \leq 80\%$）という．1秒率が70％以下かつ％肺活量が80％以下の状態を混合性換気障害（$FEV_{1\%} \leq 70\%$，$\%VC \leq 80\%$）という（⓬）．

（1）閉塞性換気障害

閉塞性換気障害は，気道の狭窄と肺の過膨張を主徴候とする．臨床所見は，呼気延長，1秒率の低下，喘鳴，残気量の増加，％肺活量には変化がないことなどがあげられ，COPD，気管支喘息，気管支拡張症，心不全が代表的疾患である（⓭）．

（2）拘束性換気障害

拘束性換気障害は，肺の容積減少に伴う肺活量の減少を主徴候とする．臨床所見は，％肺活量の低下，1秒率に変化がないことがあげられる．間質性肺炎が代表的疾患である（⓮）．

⓭ 閉塞性換気障害の特徴

特徴	・気道の狭窄・閉塞により息が吐けない ・肺が過膨張となっていることが多い ・労作性呼吸困難や喘鳴を自覚する ・聴診では呼吸音の低下や連続性ラ音を聴取しやすい
検査値	・1秒率の低下 ・機能的残気量,残気量の増加 ・肺活量＞努力性肺活量
きたしやすい疾患	・COPD ・気管支喘息 ・気管支拡張症 ・心不全 ・神経血管性浮腫 ・急性気管支炎 ・気管支腫瘍

⓮ 拘束性換気障害の特徴

特徴	・肺の線維化や胸郭の変形で肺が膨張しない ・肺容量が低下している ・労作性呼吸困難はあるが喘鳴は少ない ・聴診で断続性ラ音を聴取しやすい
検査値	・肺活量の低下 ・全肺気量,残気量の低下
きたしやすい疾患	・間質性肺炎 ・肺線維症 ・肺うっ血 ・無気肺 ・側彎症 ・胸水貯留 ・筋萎縮性側索硬化症（ALS） ・重症筋無力症

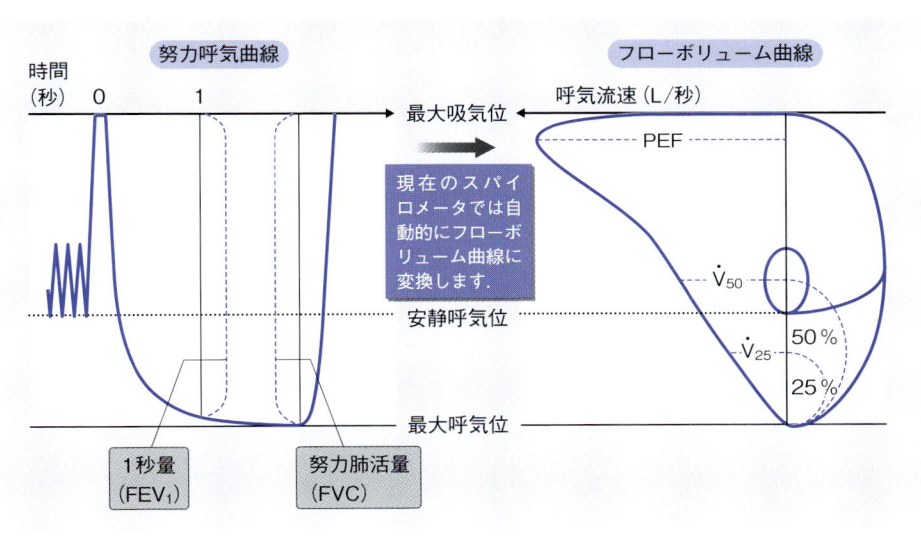

⓯ 努力呼気曲線とフローボリューム曲線
(日本呼吸器学会肺生理専門委員会〈編〉．スパイロメトリーハンドブック―日常診療で簡単に行える呼吸機能検査．東京：メディカルレビュー社；2007. p5[2])

5 咳嗽能

　咳嗽能とは，気道内の分泌物や異物を除去するための肺の機能的防御反応能力である．咳嗽能の評価としてピークフローがあげられる．

　スパイロメトリーで努力呼気曲線を記録する際に，努力性呼出時の気量（ボリューム）とそのときの気流速度（フロー）を表した曲線がフローボリューム曲線である（⓯）[2]．各肺気量レベルでの呼出障害を表し，気道の障害部位を特定できる．曲線のピーク部分で，努力性の呼気を産生し気量速度が最大になるポイントをピークフローといい，中枢気道の閉塞性変化を反映する．

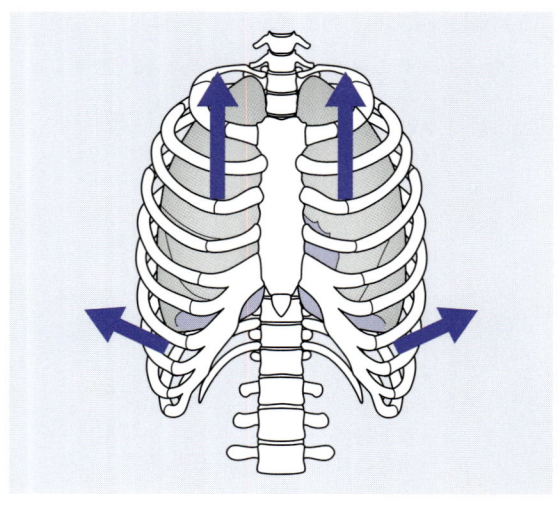

❶⓰ 胸郭の動き
呼吸運動の際，吸気時に上部胸郭は前後径が拡大し，下部胸郭は横径が拡大する．

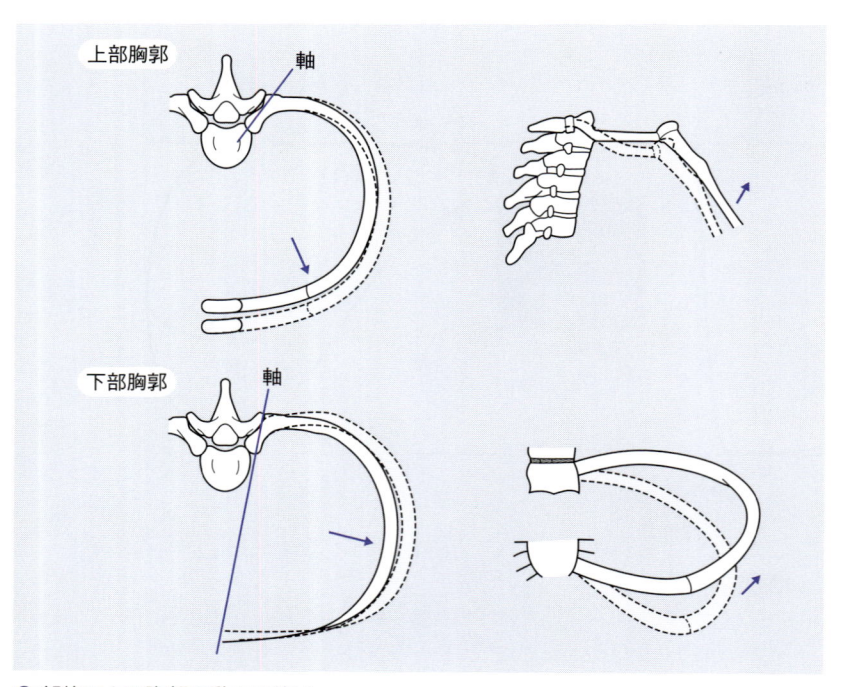

❶⓱ 部位による胸郭の動きの違い

6 胸郭の可動性

　手で患者の体表面に触ることで胸郭や横隔膜などの可動性を評価することである．

1）胸郭

　正常な場合，上部胸郭（第2～6肋骨）の動きは，ポンプ柄の動きをして胸郭の前後径を増大させる．下部胸郭（第7～10肋骨）の動きは，バケツ柄の動きをして胸郭の横径を増大させる（⓰，⓱）．

⓲ Fletcher-Hugh-Jonesの分類

Ⅰ度（正常）	同年齢の健康者と同様の労作ができ，歩行，階段の昇降も健康者並みにできる
Ⅱ度（軽度）	同年齢の健康者と同様に歩行できるが，坂，階段は健康者並みにできない
Ⅲ度（中等度）	平地でさえ健康者並みに歩けないが自分のペースでなら，1.6 km以上歩ける
Ⅳ度（高度）	休みながらでなければ50 m以上歩けない
Ⅴ度（非常に高度）	会話，着物の着脱にも息切れがする．息切れのため外出ができない

⓳ GOLDの分類

病期		特徴
Ⅰ期	軽度の気流閉塞	$FEV_1/FVC < 70\%$ $FEV_1 \geq 80\%$予測値
Ⅱ期	中等度の気流閉塞	$FEV_1/FVC < 70\%$ $50\% \leq FEV_1 < 80\%$予測値
Ⅲ期	高度の気流閉塞	$FEV_1/FVC < 70\%$ $30\% \leq FEV_1 < 50\%$予測値
Ⅳ期	極めて高度の気流閉塞	$FEV_1/FVC < 70\%$ $FEV_1 < 30\%$予測値，または$FEV_1 < 50\%$予測値で慢性呼吸不全を合併

　胸郭を触診する場合は，体表からみた肺の位置を十分に理解してから行う．触診方法は，目的とする胸郭の部位へ左右対称となるように両手をおき，深呼吸を促し，左右差や可動範囲を調べる．

2）横隔膜

　腰椎部，胸骨部，肋骨部の3部からなり，ドーム状に胸腔に付着する．吸気時には，ドームを平らにするように収縮し，呼気時には，弛緩しもとに戻る．触診方法は，両側の母指と母指球を季肋部に沿っておき，軽く圧迫する．吸気時に手が押される感じを触知する．

　下葉においては，両側の母指以外の4指を胸壁に固定しておき，両側の母指が同じように左右に移動する．最大吸気時は，その間隔が4～6 cmあくことが確認できる．

7　呼吸困難感

　呼吸困難感は必ずしも臨床検査値や臨床所見と一致しないことが多い．したがって，呼吸困難感の発症時期や程度も把握する必要がある．ガス交換に障害がなくても，胸郭や横隔膜運動が制限されていると呼吸運動の不足感によって，呼吸困難感として自覚される．

　客観的評価としてFletcher-Hugh-Jonesの分類（⓲）やGOLDの分類（⓳）が一般的に用いられている．

（太田　倫，太田清人）

●文献
1) 日本呼吸器学会肺生理専門委員会ほか（編）．酸素療法ガイドライン．東京：メディカルレビュー社；2006. p3, 4.
2) 日本呼吸器学会肺生理専門委員会（編）．スパイロメトリーハンドブック―日常診療で簡単に行える呼吸機能検査．東京：メディカルレビュー社；2007. p5.
3) 高橋仁美ほか（編著）．フィジカルアセスメント徹底ガイド　呼吸．東京：中山書店；2009.
4) 兵庫医科大学呼吸リハビリテーション研究会（編）．最新包括的呼吸リハビリテーション．大阪：メディカ出版；2003.
5) 才藤栄一ほか（監），鎌倉やよいほか（編）：摂食・嚥下リハビリテーション．第2版．東京：医歯薬出版；2010.
6) 及川真人ほか：高齢者の呼吸障害に対する理学療法．理学療法 2011；28（9）：1105-1111.
7) 日本呼吸器学会（編）．COPD診断と治療のためのガイドライン．第3版．東京：メディカルレビュー社；2009.
8) 戸原　玄（編）．訪問で行う摂食・嚥下リハビリテーションのチームアプローチ．東京：全日本出版会；2007.
9) 宮野佐年ほか（編）．摂食・嚥下障害リハビリテーション実践マニュアル．東京：全日本出版会；2005.
10) 太田清人．2011年度合同会社geneセミナー資料．

Chapter IV

呼吸・摂食機能療法

1 呼吸・摂食機能療法とは

● 呼吸・嚥下と「すすって食べる」動作

　日本の食文化は欧米諸国と比してバラエティに富んでいる．それは，「食べ方」の部分にも表れ，麺類などを「すすって食べる」ことは，日本人には当たり前だが，欧米諸国の人々にはなかなかできない食べ方といわれる．これは摂食・嚥下動作と呼吸動作の視点から考えるとなかなか興味深い．

　本書において繰り返し述べることだが，そもそも人体において，口腔から咽頭にかけては，呼吸と摂食・嚥下それぞれの動作で「共有する」部分である一方，呼吸と嚥下は同時にできない動作という面をもっている．この点から考えると，「すすって食べる」という動作は，呼吸（吸気）で行う動作の一部を，摂食の動作に組み入れていることになり，欧米人から「器用な食べ方」と言われることは，もっともなのかもしれない．

　しかし，いくらこのような器用な食べ方ができても，日本人においても，欧米諸国の人々と同様に，摂食機能障害による問題は大きく存在するのである．

● 呼吸からみた摂食機能障害

　摂食機能障害は，通常，それだけの問題にとどまらず，他の問題を引き起こす．主なものは，①誤嚥性肺炎などの誤嚥性肺疾患，②栄養障害・脱水，③QOLに深く関係する食べる楽しみや意欲の低下・欠損，などである．

　特に誤嚥性肺炎は臨床上多くみられ，COPDなどの呼吸器疾患を有するケースでは，原因疾患に起因する不顕性誤嚥により発症した場合はさらに重度化するリスクが高い．

　誤嚥性肺炎は，誤嚥物による組織損傷および誤嚥物内の細菌による感染が発症要因で，そのほとんどは夜間睡眠中の不顕性誤嚥によるものと考えられている．

　誤嚥性肺炎と聞くと，誤嚥が原因であるという印象を必要以上に強くもってしまいがちである．たしかに誤嚥性肺炎発症のおおもとの原因は誤嚥ということになるが，覚醒時では通常，誤嚥が起きると咳嗽反射（いわゆる「むせ」）により，異物の喀出が図られることにより，また，たとえ誤嚥しても，免疫力などの生体防御反応などにより，肺炎の発症を防ぐことができている．特に後者については，たとえ不顕性誤嚥が認められても健常人では通常，誤嚥性肺炎は発症しない理由になっている．

❶ 誤嚥性肺炎の発症条件

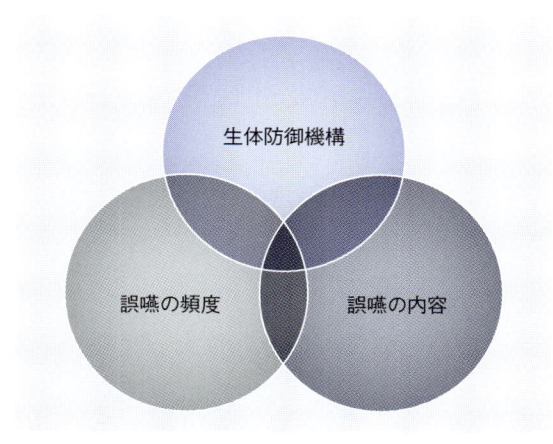

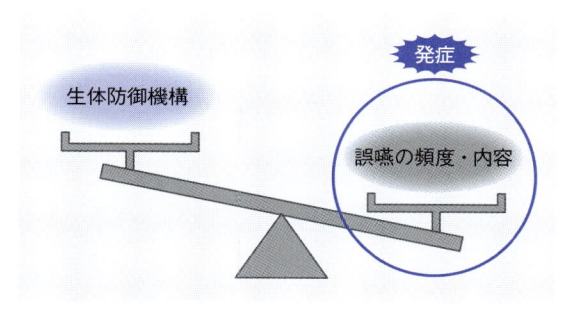

❷ 誤嚥性肺炎を発症させるバランスの崩れ

　つまり誤嚥が起これば必ず誤嚥性肺炎が発症するということではなく，発症するには以下のようないくつかの条件が必要であり（❶），生体防御機構と誤嚥の頻度・内容のバランスが崩れたときに発症する（❷）．
　① 生体防御機構：気道クリアランス（気道反射，粘液線毛輸送など），免疫など感染防御能．
　② 誤嚥の頻度：誤嚥好発条件（嚥下機能低下，嚥下・呼吸関連の廃用，加齢など）．
　③ 誤嚥の内容：感染性（細菌など），化学的性質（酸など）．

呼吸・摂食機能療法

　摂食時の誤嚥よりも夜間の不顕性誤嚥のほうが誤嚥性肺炎を発症する要因となる．こう考えた場合，摂食中の誤嚥を減らすだけでは誤嚥性肺炎の予防にはならない．また前述したようにCOPDなどの疾患においても誤嚥性肺炎の対応が重要となってくる．
　本書ではこの対応を総称して呼吸・摂食機能療法という．呼吸・摂食機能療法を行う場合，呼吸および摂食機能障害を以下の3つの要因から考えると捉えやすい（❸）．
　① 疾病的要因：罹患した疾病による障害．
　　例）脳血管障害による舌運動の障害や輪状咽頭筋弛緩不全など．
　② 年齢的要因：発達，老化など年齢的変化による障害（❹）．
　　例）加齢による嚥下時間遅延や舌骨の安静時位置下降など．
　③ 廃用的要因：長期臥床や安静などの廃用的変化による障害（❺，❻）．
　　例）ゼリー食など咀嚼を必要としない食事の長期摂食による咀嚼筋力低下や食物認知機能低下など．
　誤嚥性肺炎の発症要因を念頭においてアプローチを考えた場合，以下のことが重要となる．

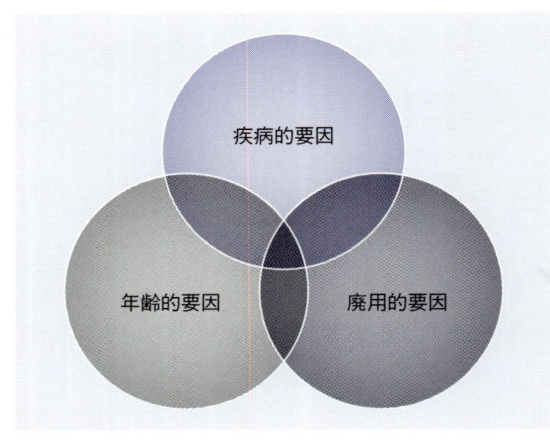

Chapter IV 呼吸・摂食機能療法

❸ 障害の捉え方

❹ 加齢による主な呼吸・摂食機能低下

1. 全身領域	① 認知機能低下 ② 易感染性 ③ 筋緊張低下
2. 摂食領域	① 口腔・咽頭内感覚低下（味覚，触覚） ② 唾液分泌低下 ③ 咀嚼機能低下 ④ 歯牙欠損 ⑤ 口腔・咽頭筋力低下 ⑥ 喉頭下降 ⑦ 咽頭クリアランス低下 ⑧ 食道蠕動力低下
3. 呼吸領域	① 肺や気道の弾性収縮力低下 ② 胸郭の可動性低下 ③ 気道防御機能低下 ④ 気管支粘膜上皮の線毛機能低下 ⑤ 呼吸筋力低下 ⑥ 肺活量低下 ⑦ 1秒率低下 ⑧ 嚥下との協調性低下

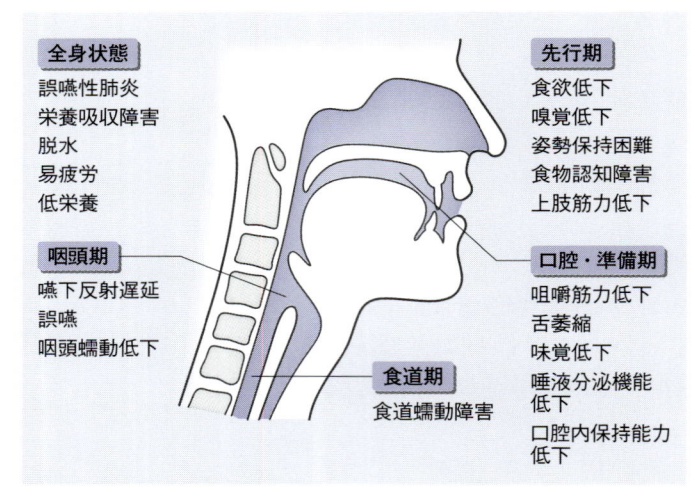

全身状態
誤嚥性肺炎
栄養吸収障害
脱水
易疲労
低栄養

咽頭期
嚥下反射遅延
誤嚥
咽頭蠕動低下

食道期
食道蠕動障害

先行期
食欲低下
嗅覚低下
姿勢保持困難
食物認知障害
上肢筋力低下

口腔・準備期
咀嚼筋力低下
舌萎縮
味覚低下
唾液分泌機能低下
口腔内保持能力低下

❺ 呼吸・嚥下関連の主な廃用

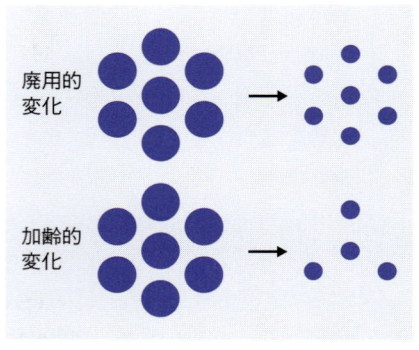

❻ 廃用性筋萎縮と加齢性筋萎縮の違い

① 誤嚥内容の改善.
- 胃食道逆流予防.
- 口腔ケア，咽頭クリアランス向上.

② 生体防御機構の改善および誤嚥頻度の減少.
- 不顕性誤嚥を減らす.
- 2次嚥下改善（覚醒時），咳嗽促通（呼気反射改善）.
- 誤嚥物を喀出する.
- 半腹臥位療法，呼気促通（腹筋呼吸，発声）.

以上を踏まえて，呼吸・摂食機能療法を行う．具体的には次に示す基本

❼ ポジショニングの実施基準

1. 心拍数，呼吸数などの大きな変化はみられない．
2. 15分間以上，その姿勢を保つことが可能．
3. 疼痛がなく，疲労が少ない．
4. 異常反射に影響されない．
5. 姿勢反射（特に立ち直り反応）がある．
6. 患者にとってその姿勢が運動になるのか休息になるのか考慮する．

プログラムと，後述する①摂食機能障害における呼吸リハビリテーション，②摂食機能訓練のプログラムで構成される．

基本プログラム

呼吸・摂食機能療法を行う場合，以下の2点を考慮しなければならない．
①プログラムにより治療効果をもたらすものか，または2次障害の予防，現状維持なのか．
②機能を高めることにより改善するのか，阻害因子を取り除くことにより改善するのか．
以下，基本プログラム（6項目）について述べる．

1 胃食道逆流防止

1) ポジショニング

GERD（gastroesophageal reflux disease：胃食道逆流症）を防ぐために，臥床時にポジショニングの実施基準（❼）に沿って，セミファウラー15〜30°で管理する．このとき，両下葉へ含気されているか聴診することが必要である．体位の角度が大きくなることにより，①喉頭の位置が下がり，気管が蛇行し誤嚥の際に喀出しにくくなる，②腰部，臀部に負担がかかる，③活動性が高まり，筋緊張が亢進する，からである．

また枕を入れるときには，①枕の端が肩甲帯にかかるようにする，②頸椎の彎曲をサポートするようにバスタオルなどを入れる，③顔がベッド面と水平になるように枕の高さを調節するようにする．こうすることで喉頭の位置が正常の高さまで改善する（❽）．

2) 腹部マッサージ

GERDを防ぐプログラムとしてもう1つ，腸蠕動活動の向上を目的とした腹部マッサージがあげられる．就寝前や胃瘻注入前に行うと特に効果があるといわれている．へその周りを，母指を除いた4本の指で，へそ上から時計回りに軽く圧迫し，すばやく離す（❾）．これを3〜5分間行う．

2 呼気促通

意識的に強く呼気させることから始める．①軽く吸気（3〜5秒）→②息

下降位　　　　　喉頭　正常位

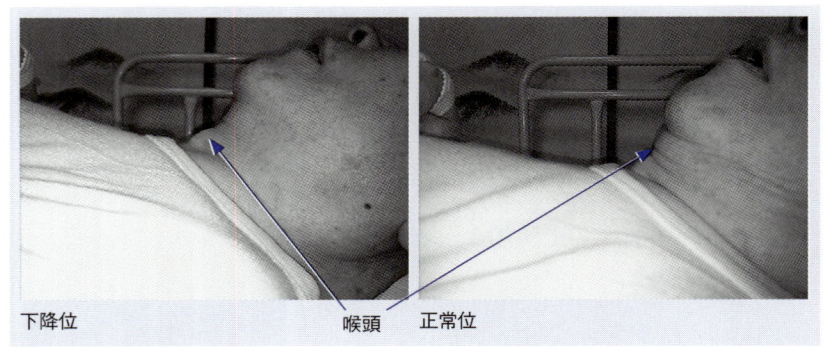

❽喉頭の立ち直り

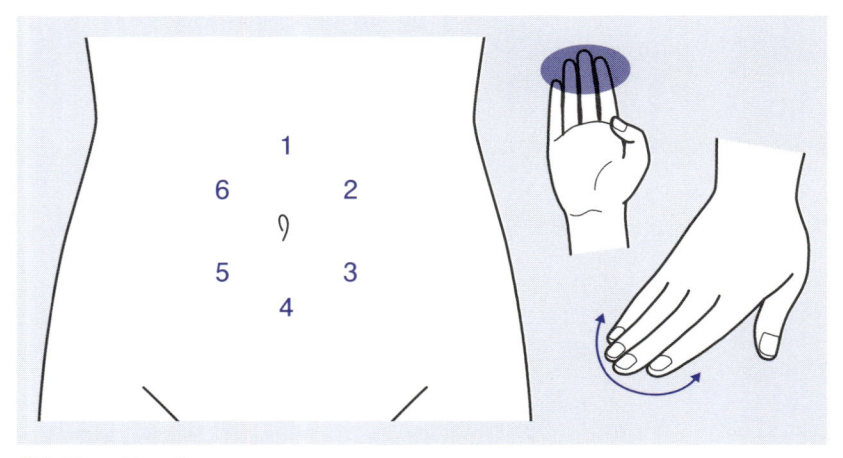

❾腹部マッサージ

止め（1〜2秒）→③ ゆっくり長い呼気（5秒以上）を行い，次第に小刻みな呼気に変えていく．また「アー」と発声させることも呼気を促し，誤嚥物を喀出させるために有効な手段である．

3 咽頭クリアランス

咽頭クリアランスには，① うがいをさせる，② 喀出させる，③ 嚥下させる，④ 吸引除去，のいずれかを行う．

咽頭洗浄法（❿）

ゼリーの易嚥下性と汚れを取り込む凝集性をうまく組み合わせた簡便な方法の1つとして，ゼリーによる咽頭洗浄があげられる．ただし，この方法は，反復唾液嚥下テスト（repetitive saliva swallowing test：RSST，⓫）や簡易嚥下誘発試験（simple swallowing provocation test：SSPT，⓬）により，正常（嚥下反射が正常）と判断された症例のみ行うことが望ましい．

① 使用食材：ゼリー．適度な付着性と凝集性（まとまり感）があり，体温付近でも離水が少ないものが望ましい．
② 使用器具：7〜10 cm のチューブ（5 mm 径程度）を付けた容器（30 cc

❿ 咽頭洗浄法

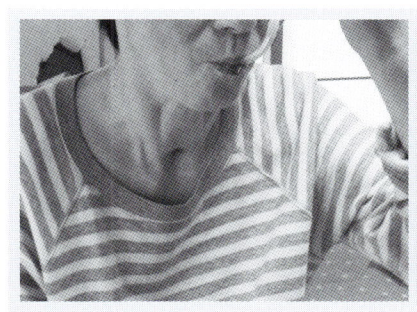

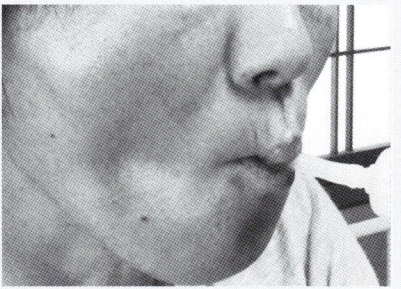

⓫ 反復唾液嚥下テスト

検査姿位	原則的に座位またはセミファウラー位
方法	検者は被検者の喉頭隆起・舌骨に指腹をあて，被験者に「できるだけ何回も"ゴックン"と飲み込むことをくり返してください」と説明し30秒間嚥下運動を繰り返させ，嚥下運動時に起きる喉頭挙上・下降運動を触診で確認する．また喉頭挙上が不十分で喉頭隆起・舌骨が十分に移動しない場合は数えない．30秒間に起こる嚥下回数を数える
判定	2回以下：異常 3回以上：正常

⓬ 簡易嚥下誘発試験

検査姿位	安静背臥位	
方法	1. 小児用経鼻細管（5 Fr）を鼻腔から13〜14 cm挿入し，カテーテルの先を中咽頭におく．なお，位置はペンライトで視覚的に確認する 2. 咽頭反射などが治まり落ち着いたところに0.4 mLの蒸留水を注入し嚥下が起こるまでの時間を計測する 3. 嚥下反射が起こらなかった場合は2.0 mLの蒸留水を注入し嚥下が起こるまでの時間を計測する	
判定	0.4 mL注入	3秒以内に嚥下反射が惹起される：正常 3秒以内に嚥下反射が惹起されない：再試験（2.0 mL注入へ）
	2.0 mL注入	嚥下反射が惹起される：要検査 嚥下反射が惹起されない：異常

注射器など）．
③手順：90°座位，頚部聴診などで咽頭内に貯留物がないか確認する．チューブの先を舌根付近におき，5 cc程度ゼリーを注入し嚥下させる．この間は，パルスオキシメータでSpO_2の値を確認する．

4 呼気反射改善

呼気反射は胸郭の可動性（特に上部）や肺の弾性と比例しており，呼気反射を改善するには胸郭の可動性を向上させたり，肺の弾性を高めたりすることが重要である（⓭）．

❸ 呼気反射促通手技

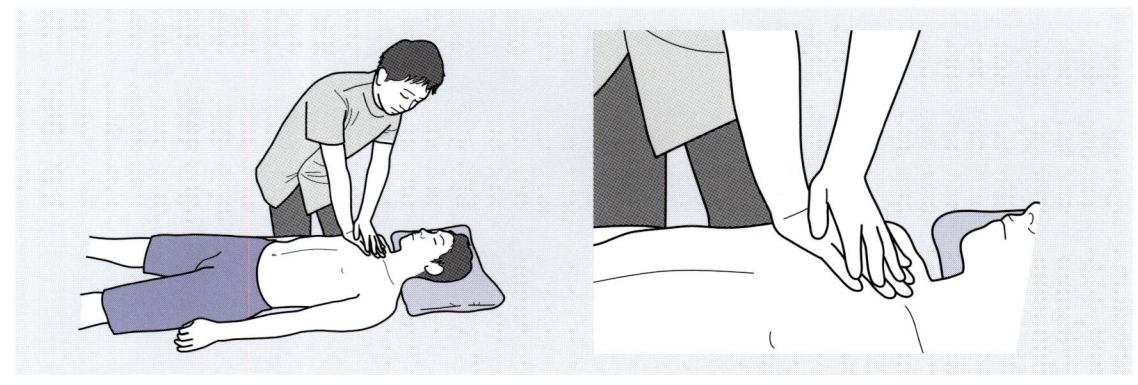

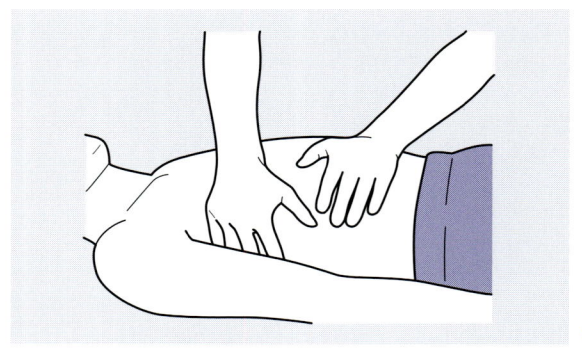

❹ 胸郭捻転法

① 胸鎖関節に中指の先端をおき，手首が腋窩にかかるよう（約45°）に手掌面をあてる．呼吸に合わせ呼気終末時にさらに胸郭を軽く押し込み，吸気が開始すると同時に手を緩める．胸郭の動きが乏しい場合は，胸郭の捻転を行うとよい（❹）．
② 肺や気管に張力を感じるまで，吸気を行わせる．

5 腹式呼吸

腹式呼吸には，腹部を膨らませ吸気から開始する横隔膜呼吸と，腹部を凹ませ呼気から開始する腹筋呼吸がある．呼吸・摂食機能療法で行うのは腹筋呼吸である．これらを行うことにより呼気が促通される．

ゆっくり息を吐きながらお腹を凹ませるように指示する．吸気よりも呼気を意識させることが重要である．なるべく長く呼気を持続させる．

6 半腹臥位療法

不顕性誤嚥により下肺野に貯留した誤嚥物を喀出する目的で，体位ドレナージの1つである半腹臥位をとらせ，重力と線毛運動によって下肺野の誤嚥物の移動を促進する（❺）．さらに効果を得るには通常，食事1時間後に3〜15分間，その体位を保持する必要がある．

⓯ 半腹臥位療法

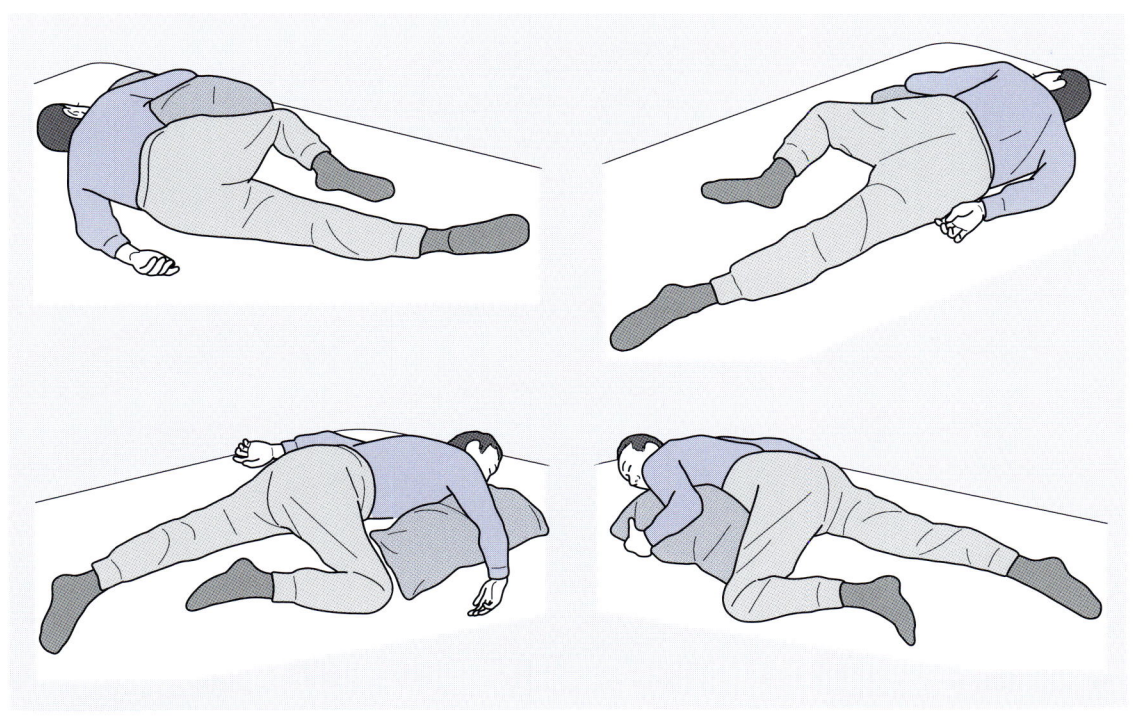

　半腹臥位療法を行っている間の呼吸状態の確認は重要である．特に長期臥床などにより胸郭の可動性が乏しい患者の呼吸は，腹式呼吸優位になるのでリスク管理としても重要である．SpO_2 や呼吸数，心拍数などのバイタルサインをチェックし，大きな変化がないか確認する．

（太田清人）

文献
1) Bartlett JG. Pneumonia. Hazzard WR, et al (eds). Principles of Geriatric Medicine and Gerontology. New York：McGraw Hill；2003. pp88-126.
2) Toews GB, et al. Pulmonary host defenses and oropharyngeal pathogens. Am J Med 1990；88：20-24.
3) William JDP. Aspiration pneumonia. Clin Chest Med 1991；12：269-284.

2 摂食機能障害における呼吸リハビリテーション

● 呼吸リハビリテーションの目的

摂食機能障害における呼吸リハビリテーションの最大の目的は，呼吸機能の向上あるいは呼吸状態を安定させることによる安全な摂食機能の獲得，および誤嚥性肺炎の予防である[1]（❶）．

嚥下反射は PaO_2 の低下や $PaCO_2$ の上昇により抑制されるため，呼吸器疾患患者は特に摂食機能が低下しやすい状況と考えられる．そのため，摂食を行う前に呼吸状態を安定させておくことが重要となる．

1 呼吸および摂食機能の向上

摂食機能障害における呼吸訓練の意義は，呼吸運動のコントロール，呼吸と嚥下の協調性の向上，換気の改善である．安定した呼吸を獲得することにより呼吸と嚥下の協調性を高め，摂食機能の向上を図ることができる．

呼吸状態が悪ければ誤嚥の危険性も高まるため，呼吸・摂食機能療法を行う前には，安静呼吸が安定した状態かどうかを把握しておく必要がある．

2 誤嚥性肺炎の発症・増悪予防

体位変換や姿勢管理により，不顕性誤嚥による肺炎や肺炎の重症化を予防する．

● 呼吸リハビリテーションの方法

1 呼吸状態の評価[2,3]

1）呼吸数

成人の呼吸数は，通常 12〜16 回/分である．

> **POINT**
> ● 息切れを伴う慢性肺疾患や肺炎などでは，頻呼吸および浅呼吸がみられる．
> ● 呼吸数が 30 回/分以上の場合は，呼吸と嚥下の協調性が欠如し誤嚥のリスクが高くなるため，摂食は控えたほうがよい．

2）呼吸パターン

正常な呼吸パターンを理解し，そのうえで何が異常かを把握する（❷）．

---

❶ 摂食機能障害における呼吸リハビリテーションの目的

1. 呼吸運動のコントロール
2. 呼吸と嚥下の協調性の向上
3. 換気の改善
4. 安定した呼吸による摂食機能の向上
5. 誤嚥性肺炎の予防

MEMO
● 頻呼吸：20 回/分以上
● 徐呼吸：10 回/分以下

❷ 正常な呼吸パターン

1. 吸気：呼気＝1：2
2. 吸気は横隔膜と肋間筋の収縮により行われる
3. 呼気では筋肉の収縮はない
4. 吸気終末に呼吸運動の小休止がある

❸ 呼吸筋

1. 吸気筋	横隔膜
2. 吸気補助筋	胸鎖乳突筋* 斜角筋群（前斜角筋，中斜角筋，後斜角筋） 肋間筋群（内肋間筋，外肋間筋）
3. 呼気補助筋	内肋間筋 胸横筋 腹筋群（腹直筋，内腹斜筋，外腹斜筋，腹横筋）
4. その他の呼吸補助筋群	僧帽筋* 顎舌骨筋* 胸骨舌骨筋* 肩甲舌骨筋*

*嚥下に関与する筋．

呼気の延長は喘息や慢性閉塞性肺疾患などの末梢気道の狭窄で生じる．吸気の延長は中枢側の気道狭窄で生じ，吸気時に鎖骨陥凹などがみられる．

3）呼吸補助筋

正常の安静呼吸では呼吸補助筋は使われないが，吸気努力を伴う場合は呼吸補助筋（斜角筋，胸鎖乳突筋，僧帽筋など）の動きが視診にて観察される．

呼吸補助筋は，呼吸だけでなく嚥下や姿勢保持にも働くが，吸気努力を伴う呼吸状態では呼吸補助筋が呼吸運動のみに使われてしまうため，摂食機能には不利な状態である（❸）．

4）咳嗽

咳嗽は，異物などの外的刺激や気道内の炎症などの内的刺激により，反射的に気道内への異物の侵入を防ぐ生体防御機能である．呼吸器疾患の場合，疾患による咳嗽（湿性咳嗽，乾性咳嗽）の有無を評価しておく必要がある．ふだんは咳嗽がないのに食事中に頻回に咳をするようであれば，誤嚥の徴候を疑う．

5）胸郭の可動性

胸郭と呼吸との動きが合っているか，胸部および腹部のどちらが動くかを視診，触診にて確認する．胸部と腹部の動きのずれ，胸郭の動きの左右差，肋間の陥没などには注意する．

肺炎などでは肺の含気量低下のために肺が膨らまず，胸郭運動は低下する．

▶POINT
- 可動性を評価するのと同時に，吸気と呼気のタイミング，胸郭の柔軟性や運動方向を確認する．大きな深呼吸をさせると運動方向がわかりやすくなる．

6）聴診

肺音を聴取することにより，気道内分泌物の状況や肺胞への空気の流入状況を把握する．

MEMO
- 過呼吸：呼吸数は変化しないが，深く大きい呼吸となる．
- 浅呼吸：呼吸数は変化しないが，浅い呼吸となる．

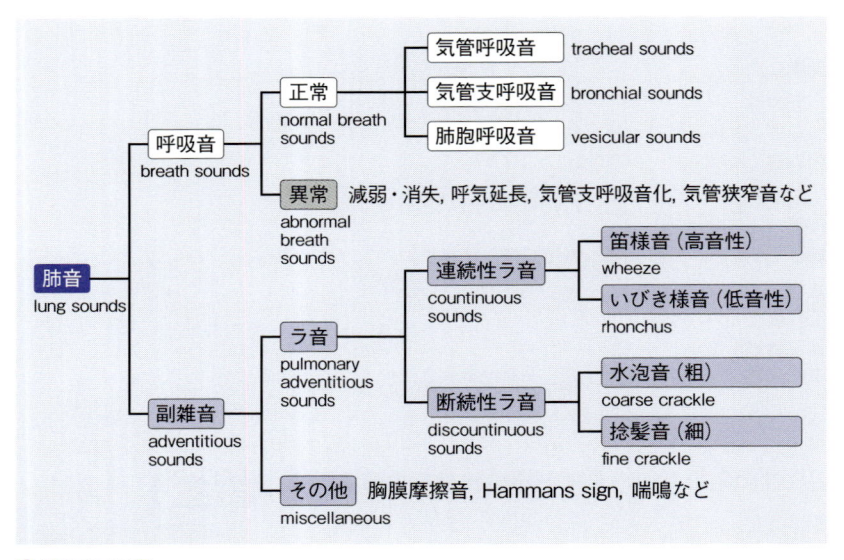

```
肺音 lung sounds
├─ 呼吸音 breath sounds
│   ├─ 正常 normal breath sounds
│   │   ├─ 気管呼吸音 tracheal sounds
│   │   ├─ 気管支呼吸音 bronchial sounds
│   │   └─ 肺胞呼吸音 vesicular sounds
│   └─ 異常 abnormal breath sounds ─ 減弱・消失, 呼気延長, 気管支呼吸音化, 気管狭窄音など
└─ 副雑音 adventitious sounds
    ├─ ラ音 pulmonary adventitious sounds
    │   ├─ 連続性ラ音 countinuous sounds
    │   │   ├─ 笛様音（高音性） wheeze
    │   │   └─ いびき様音（低音性） rhonchus
    │   └─ 断続性ラ音 discountinuous sounds
    │       ├─ 水泡音（粗） coarse crackle
    │       └─ 捻髪音（細） fine crackle
    └─ その他 miscellaneous ─ 胸膜摩擦音, Hammans sign, 喘鳴など
```

❹ 肺音の分類

呼吸音には健常肺に聞こえる正常呼吸音と，異常な雑音である副雑音がある（❹）．

正常呼吸音かどうか，副雑音であれば呼気吸気のどちらに聞こえるか，音の大きさや性状の違い，どの部位で聞こえるか，消失するかなどを聴取する．

◎方法

① 前面（❺a）：気管→頸部→気管分岐部→上葉→中葉→下葉
② 後面（❺b）：上葉→肩甲骨下角内側（S^{10}）→肩甲骨下角外側（S^8）
③ 吸気と呼気を左右対称に聞いていく．副雑音が聴取されたら同側肺にて部位を特定していく．
④ 下肺野は肺合併症や無気肺を生じやすい部位であるため，背臥位の場合でも必ず背側の呼吸音を確認する．

▶POINT
● 聴診器は膜型を使用し，温めてから胸壁にあてる．冷たいまま胸壁に接触すると，患者に不快感を与えるだけでなく呼吸を阻害する場合があるため注意する．

7）その他

皮膚の色，舌や口唇の乾燥なども観察する．

2 呼吸訓練[4]

1）リラクセーション手技（ストレッチなど）

呼吸補助筋を用いた浅く速い呼吸パターンは，嚥下との協調が困難であり誤嚥につながりやすいため，リラクセーション手技の実施が適応となる．

a 前面　b 後面

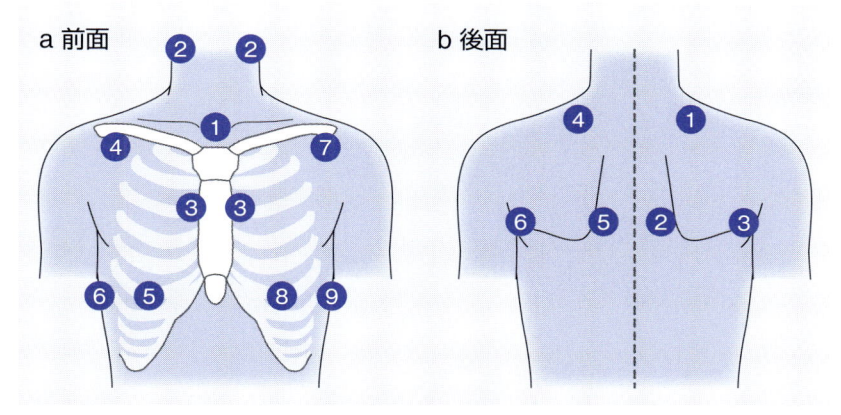

❺ 聴診部位および誤嚥物を聴診する際の順序
誤嚥物の場合は従来の聴診法とは異なり誤嚥物を追うことが重要なので片側ずつ聴診して見つけることが大切になる．

リラクセーション手技は，精神的および身体的な緊張をリラックスさせる効果があり，安楽な姿勢にて行うようにする．呼吸障害がある場合，過緊張や筋硬結を生じやすい筋は，頸部，肩甲帯，体幹など全身に及ぶため，その部位に応じたリラクセーション手技を行う（❻）．

(1) 頸部のストレッチ（頸の左右運動）

筋緊張の緩和を目的として，主に頸部の呼吸補助筋に対し実施する．
① 基本肢位は端座位とし，患者の後方へ位置する．
② 一方の手を倒す反対側の肩に置き，もう一方の手を側頭部に置く（❼a）．
③ 肩を固定したまま，ゆっくりと頸部を片側へ倒していく．
④ ゆっくりともとに戻し，反対側も同様に行う（❼b）．

▶POINT
- あらかじめ頸部の可動範囲を確認しておく．
- 息を止めないようにするため，呼気に合わせてゆっくりとストレッチし，最終域で5秒ほど保持する．
- 強すぎる刺激や過度のストレッチは逆効果となるため愛護的に行う．

(2) 肋間筋のストレッチ（体幹の回旋運動）

① 両手を身体の前で組み，肘を伸ばして水平位に保つ（❽a）．
② そのままの状態でゆっくりと片側へ身体をひねる（❽b，c）．
③ ゆっくりともとに戻し，反対側も同様に実施する．

▶POINT
- 息を止めないように，ゆっくりと息を吐きながら体幹を回旋させる．
- 最終域まで体幹を回旋させたあと，ゆっくりと息を吸い，その後もとの位置へ身体を戻す．

❻ 呼吸障害にて問題を生じやすい筋

頸部	胸鎖乳突筋，斜角筋群
肩甲帯	大胸筋，僧帽筋，棘下筋，菱形筋，広背筋
体幹	腰方形筋，脊柱起立筋群，腹筋群，肋間筋群

MEMO
右側のストレッチを行う場合（例）
左手を患者の右肩に置き，右手を患者の右側頭部へ置く（両手は交差する形となる）．肩に置いた手は動かさず，側頭部に置いた手だけを動かして頸部を側方へ倒していく．

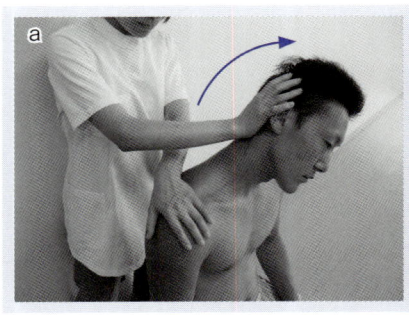

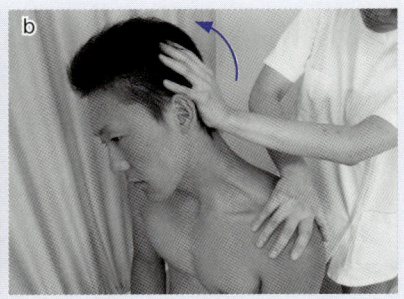

❼頸部のストレッチ（頚の左右運動）

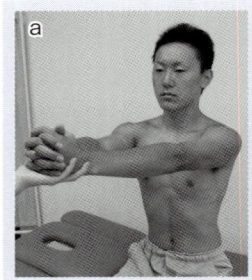

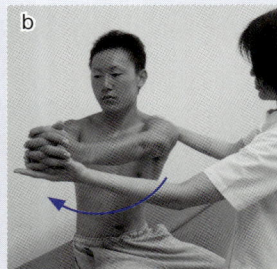

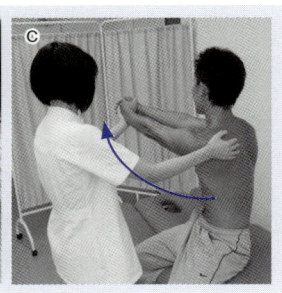

❽肋間筋のストレッチ（体幹の回旋運動）

2）胸郭可動域訓練

　胸郭の可動域制限があるとエネルギー効率が悪くなり，呼吸運動に伴う酸素消費量の増大により疲労や息切れが増悪する．そのため，胸郭の可動性や柔軟性を改善し，呼吸運動に伴う呼吸仕事量を軽減させ，呼吸コントロールを行えるようにする．

ポストリフト

　ベッドサイドで行う方法であり，長期臥床患者が主な対象となる．
① 両手を患者の背面へ入れ，母指以外の指を脊柱に沿わせて置く．
② 吸気に合わせ指腹で背面から上方へゆっくり胸郭を持ち上げる（❾）．

> **POINT**
> ● 吸気時に手背と前腕をベッドに押しつけ，背中とベッドとの間に隙間をつくる．
> ● 強く持ち上げない．
> ● 爪は短く切っておく．

3）呼吸コントロール訓練

　胸郭の拡張に伴う大きな吸気を行ったあと，ゆっくりと呼気を行う（深呼吸）．胸郭の拡張および十分な吸気は，有効な咳嗽に必要である．その十分な吸気量の確保および維持，また随意的な呼吸コントロールを目的に行う．

> **MEMO**
> 呼吸仕事量
> 呼吸に伴う呼吸器のエネルギー消費量のこと．1回換気量の増大や呼吸数の減少により，呼吸仕事量は軽減する．

❾ポストリフト

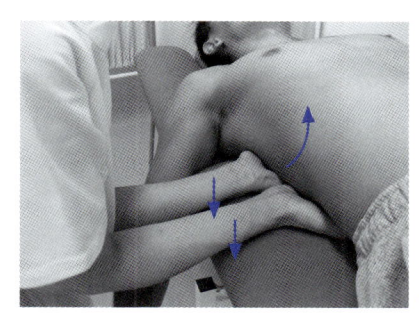

4）咳嗽訓練

　咳嗽は，比較的大きな気道で作用する迷走神経の求心性刺激によって誘発される反射的な防御反応である．分泌物を中枢気道から排出するために有効とされる．一般的な咳嗽では，誤嚥物は肺内に拡散してしまい喀出することができず逆効果となるため，大きな咳ではなく連続した小さな咳を行わせるとよい（ハフィング）．

> **▶POINT**
> - 最大吸気位で1～2秒息をこらえ，声門と口を開いたまま小さな咳を3～5回行わせる．
> - 中枢気道に誤嚥物や分泌物がある場合は，最終段階での喀出のため咳嗽は有効である．

> **MEMO**
> **ハフィング（huffing）**
> 声門を開いたまま強くて速い呼気を行う方法．これにより喉頭や気管上部にある分泌物や誤嚥物の移動を促進する．

3　気道クリーニング

1）呼吸介助

　呼吸介助の主な目的は，① 気流の改善，② 強制的換気，③ 呼吸パターンの改善である．

① 気流の改善：呼気流量，呼気流速を改善させ，気道内分泌物の移動を進め，気道クリアランスを行う．

② 強制的換気：他動的に呼気を促進させ，換気を改善させる．または，咳のタイミングに呼気介助を合わせ，咳嗽力を高める．

③ 呼吸パターンの改善：浅く速い非効率的な呼吸パターンを換気効率のよい深くゆっくりとした呼吸パターンへ移行させる．

> **▶POINT**
> - 患者の胸郭に両手掌を常に密着させる（用手全面接触〈total contact〉）．
> - 無理な負荷が加わらないように，胸郭の動き（吸気，呼気のタイミング，それぞれの時間および胸郭の運動方向）を触知する．

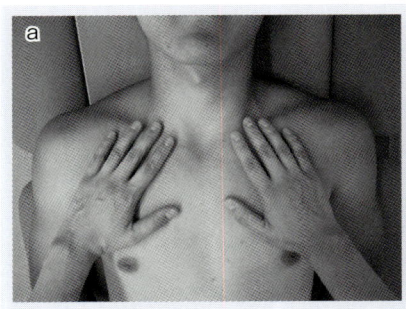

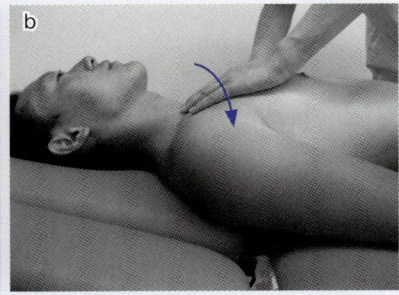

❿ 上部胸郭の呼吸介助

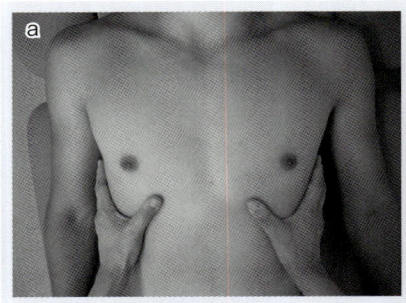

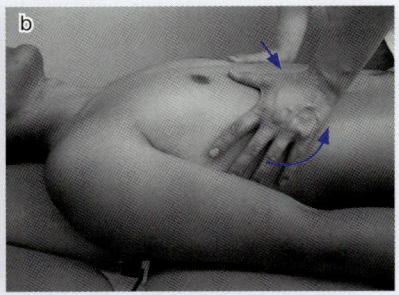

⓫ 下部胸郭の呼吸介助

- 胸郭運動は個人差があるため，加圧の方向は患者の生理的運動方向に一致させる．
- 加圧は指先や手先だけで行わず，身体の重心移動によりコントロールする．
- 呼気が終了して吸気に移行しても，手掌は患者の胸郭から離さない．
- 最初から深い呼吸介助を行うのではなく，徐々に換気量を上げるようにする．
- 患者の呼吸パターンに合わない場合は，一度呼吸介助の手を止めて，再度患者の呼吸パターン，運動方向を確認して行う．

(1) 上部胸郭の呼吸介助
① 術者の手掌を患者の両鎖骨下前胸部に密着させる（❿a）．
② 呼気に合わせて下方へ約45°押し下げる（❿b）．

POINT
- 上部胸郭は動きが小さいため，慣れない間は胸郭の運動方向を読むことに集中し，加圧には注意する．
- 手掌を密着させておくだけでも効果がある．

(2) 下部胸郭の呼吸介助
① 術者の手掌を患者の外側胸部に密着させる（⓫a）．

MEMO

上部胸部
胸骨の前上方への挙上により，胸郭が前上方へ拡大する（胸郭の前後径の増大）．

下部胸部
肋骨が上下することで胸郭の横径が増減する．

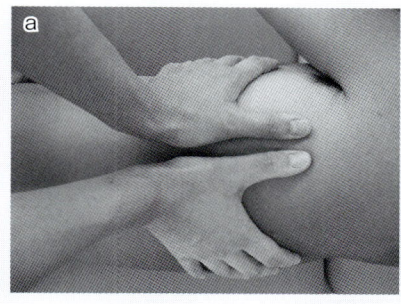

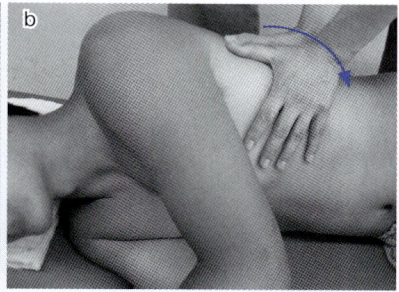

⓬ 側臥位での呼吸介助

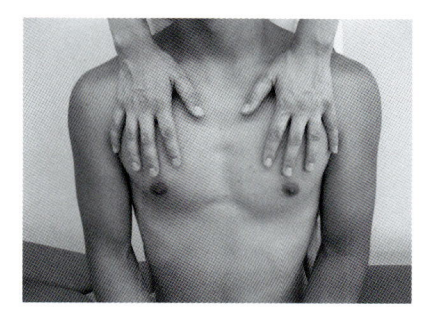

⓭ 座位での上部胸郭の呼吸介助

②呼気に合わせて臍に向かって下側方向へ押し下げる(⓫b).

> **▶POINT**
> ●胸郭を内側に絞り込むように圧迫したり，皮膚のみ下方へ引っ張らないように注意する．

(3) 側臥位での呼吸介助
①上側になった胸郭を前胸部と背部から挟み込み，腋窩正中線上に母指が並行に並ぶように両手を密着させる(⓬a).
②側臥位では，上側の胸郭は呼気時に骨盤腔内に滑り込む方向へ動く．そのため，呼気に合わせて胸郭を骨盤方向に斜め下方に押し下げる(⓬b).
③呼気終了後は，胸郭の弾性によりもとの位置に戻るのを待つ．

(4) 座位での上部胸郭の呼吸介助
①患者の後方へ位置する．
②患者の背側から手を降ろし，上部胸郭に両手を密着させる(⓭).
③呼気に合わせて胸郭を運動方向(斜め下方)へ圧迫する．

(5) 座位での胸骨の呼吸介助
①患者の側方に位置する．
②患者の左側に立つ場合，胸骨上切痕に母指球があたるように手掌を胸骨上に置き，右手掌は両側肩甲骨の間にあてる(⓮a).

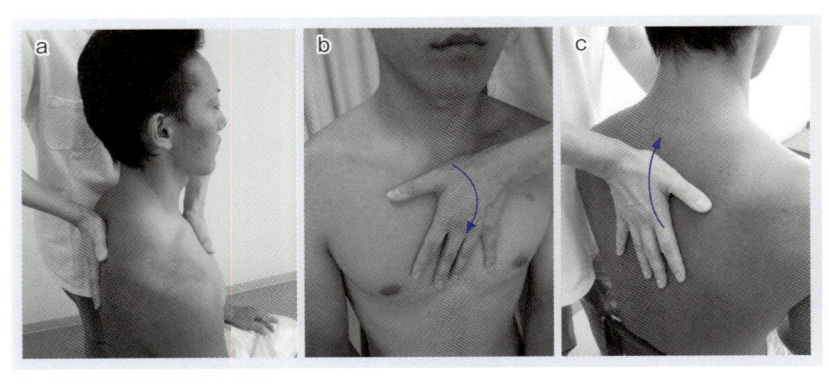

❶❹ 座位での胸骨の呼吸介助

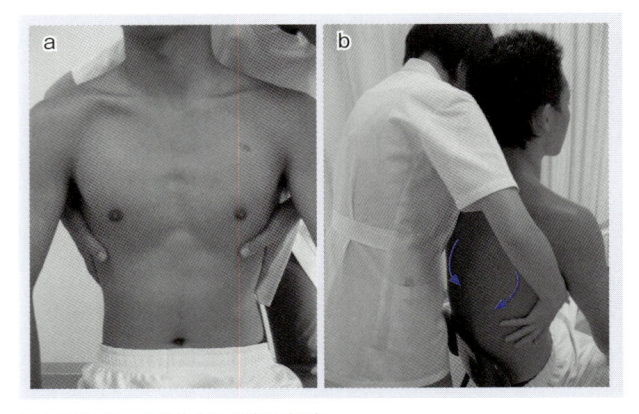

❶❺ 座位での下部胸郭の呼吸介助

③呼気に合わせて，胸骨上の手掌は腹側へ押し下げるように（❶❹b），背側の手掌は頭側に引き上げるように介助する（❶❹c）．

(6) 座位での下部胸郭の呼吸介助
①患者の後方へ位置する（❶❺a）．
②背部から下部胸郭を把持し，呼気に合わせて内下方へ押し下げる（❶❺b）．

2）強制呼気介助
呼気時に気道を収縮させることで，気道内分泌物や誤嚥物が強い呼気流速によって押し出されるため，上気道へ移動させるのに有効な方法である．
①安静呼吸または大きめの呼吸を行う．
②その後ハフィングを行い，それに合わせて呼気介助を行う．

3）縦のバイブレーション[4]
気道内分泌物の移動を目的に使用する手技の一つであり，胸壁に手を置き，その手を最大吸気位から呼気終末まで細かく振動させる．
呼気相に与える律動的な振動は，呼気の気流流速の増加とともに線毛活動を増すことで分泌物の移動を促すと考えられる．

> **POINT**
> - 呼気が途切れるように小刻みにバイブレーションを行う．
> - 固形物の誤嚥の際に有効である．

4）体位排痰法

体位変換は誤嚥性肺炎の予防，換気血流比の改善，下側肺障害の予防などさまざまな効果がある（❶）．呼吸・摂食機能療法としては，肺の特定部位から誤嚥物を排除するために用いる．

① 聴診にて誤嚥物の部位または気道内分泌物が貯留した肺区域を確認し，その部位が上側となる体位をとる．
② 障害部位から誘導気管支方向に重力がかかるため，重力と線毛活動により誤嚥物や分泌物は末梢気道から中枢気道へと移動する．

> **POINT**
> - 効果を得るには15～20分程度その体位をとらせるのがよいが，部位や性状により異なるため，呼吸音を確認しながら実施する．
> - 不顕性誤嚥では誤嚥物が末梢に達してしまうため，半腹臥位（前傾側臥位）が有効とされる．

5）体位呼吸療法

肺炎などで安静が続くと，呼吸器系にさまざまな問題が生じる（❶）．誤嚥物流入などで下側肺障害を生じた場合，体位理学療法と呼吸理学療法を併用し改善をはかる（❶）．

（南谷さつき）

●文献
1) 神津 玲ほか．摂食・嚥下障害に対する呼吸理学療法．Modern Physician 2006；26：50-53．
2) 戸原 玄（編）．訪問で行う摂食・嚥下リハビリテーションのチームアプローチ．東京：全日本病院出版会；2007．pp54-62．
3) 眞渕 敏ほか．胸郭可動性改善テクニックとその留意点．理学療法 2003；20：945-952．
4) 太田清人．2010年度誤嚥性肺炎リハビリテーション臨床研究会講演資料．

---

❶ 体位変換の効果

全肺気量↑
1回換気量↑
肺活量↑
機能的残気量↑
残気量↑
予備呼気量↑
1秒量↑
肺コンプライアンス↑
PaO_2↑
気道抵抗↓
気道閉塞↓
呼吸仕事量↓
横隔膜運動↑
分泌物移動↑

❶ 安静が呼吸器系に及ぼす影響

1. 肺胞動脈血酸素分圧の低下
2. 肺内シャントの増加
3. 動脈血酸素分圧の低下
4. 機能的残気量の低下
5. 下側肺に生理的変化（下側肺障害）

❶ 体位呼吸療法の目的と適応

目的	動脈血ガスの改善と下側肺障害の改善
体位	半腹臥位（前傾側臥位）
適応	下側肺障害の合併

3 摂食機能障害へのアプローチ

● オリエンテーション

摂食機能訓練を開始する前に，オリエンテーションを行う（❶）．患者および患者家族の理解を高めることは重要であり，必ず行わなければならない．

摂食機能障害の原因および危険性（特に誤嚥性肺炎の危険性），なぜ訓練を行うのか，どのように訓練を行うのか，どのように訓練を進めるのか，日常生活上の注意点などを，場面ごとに説明を繰り返し，患者および患者家族（主介助者など）に理解してもらう．また口腔衛生の指導（口腔清拭など）や歯列状態の確認（義歯適合など）も重要である．

● 間接訓練

摂食機能障害へのアプローチは，間接訓練と直接訓練の2つがあげられる．

間接訓練とは，食物を使用して行う摂食訓練（直接訓練）の前段階として行う訓練である（❷）．

目的は，嚥下諸器官に刺激や運動を加えることによって，各器官の機能や運動の協調性を改善させることである．食物を実際に使用しないため，直接訓練と比較し誤嚥などのリスクが少なく，全身状態や意識状態が不安定な急性期から積極的に行うことが可能である．

主に頸部の関節可動域（ROM）訓練，嚥下に関与する筋群の筋力増強および筋再教育，舌や軟口蓋の動きの改善，嚥下パターン訓練，呼吸訓練などがある．

先行期障害の場合は，口頭指示が通るかどうか，また口腔顔面失行，感情失禁（口腔内アプローチ時の強制笑いは，粘膜を傷つけたり，咽頭腔に物を誤挿入してしまうことがある）など，あらかじめ注意しておかなければならない．

部分義歯の場合は，基本的には装着したままで摂食機能訓練を行うが，総義歯の場合は装着しないで行うことがある．

1 嚥下に関与する筋群の筋力増強および筋再教育

1）口唇・頰部へのアプローチ

口唇，頰部，咀嚼筋の麻痺や筋力低下，随意運動障害により，食物摂取

---

❶ オリエンテーションの内容
1. 摂食機能障害の原因および危険性
2. 摂食機能訓練の必要性
3. 摂食機能訓練の概要
4. 日常生活上の注意点

❷ 間接訓練

1. 嚥下に関与する筋群の筋力増強および筋再教育	①口唇・頬部へのアプローチ	a. 頬部の離開 b. 口唇突出 c. 開口運動 d. 閉口運動 e. 空気の口腔内移動 f. 咀嚼筋の筋力増強 g. その他
	②舌・舌根へのアプローチ	a. 他動的挺舌 b. 舌のタッピング c. 舌の弛緩 d. 舌運動の促通
	③軟口蓋へのアプローチ	a. 軟口蓋挙上
2. 反射の誘発	①咽頭（嘔吐）反射の惹起 ②嚥下反射の惹起 ③口蓋反射の惹起	
3. 関節可動域訓練	①頚部 ②胸郭 ③顎関節	
4. 嚥下パターン訓練	①呼吸嚥下協調訓練	
5. 呼吸訓練		
6. 発語訓練	①舌尖の挙上運動 /r/ の音を発音させる ②舌の緊張度を高める /i/ の音を発音させる ③舌の後部挙上運動 /k/ の音を発音させる ④口唇運動 /p/, /b/, /m/ の音を発音させる ⑤軟口蓋の挙上 /a/ の音を発音させる	
7. 声門閉鎖訓練	①プッシング法（pushing exercise） ②バルサルバ法の変法	
8. その他	①頚・体幹機能改善訓練 ②頚部のアイスマッサージ ③意識的な嚥下（think swallow） ④メンデルソン法 ⑤頭部挙上訓練（shaker exercise）	

困難，食塊形成，食塊の押し込み，開口・閉口運動障害，咀嚼障害を起こす．

(1) 頬部の離開（❸）

頬部の緊張が亢進している場合は，頬の内側から頬を歯から引き離すように指で外側に伸張する．また緊張が低下している場合は，緊張亢進と同様に頬の内側から頬を歯から引き離すように指で外側に伸張し，同時に半円を描くように摩擦する．もしくは示指と中指で頬部を挟み，上から下へバイブレーションをかける．

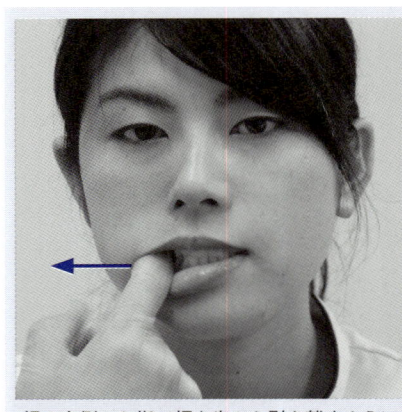

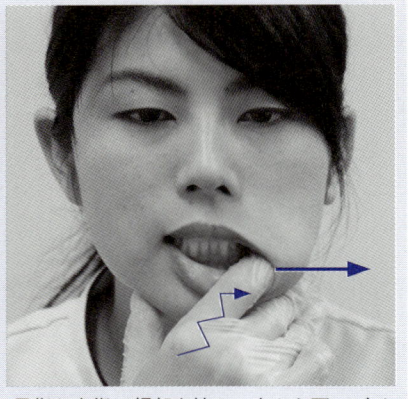

頬の内側から指で頬を歯から引き離すように外側に伸張する．

示指と中指で頬部を挟み，上から下へバイブレーションをかける．

❸ 頬部の離開

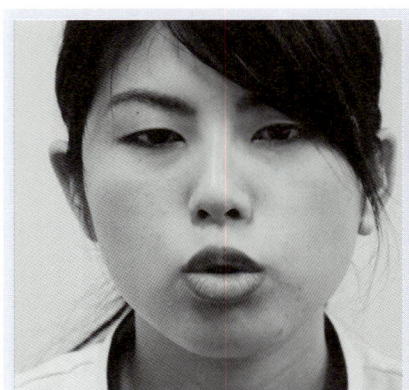

口を尖らせる．

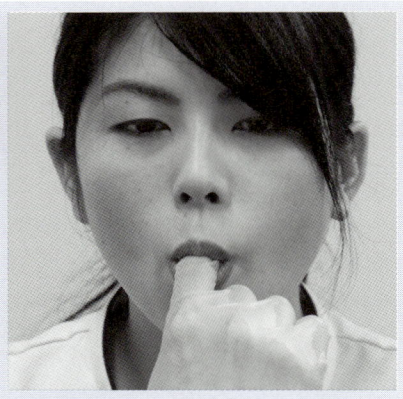

指を吸わせる．

❹ 口唇突出

(2) 口唇突出（❹）

この動作は食物を取り込むときに必要になる．口を尖らせるようにするか，もしくは指を吸わせる．できない場合はアイシングやタッピングによる促通や，手指による介助を行う（❺）．可能になれば，口唇を閉じる動作と連続して行う．

(3) 開口運動（❻）

頬筋の離開や温熱療法（顎関節拘縮），アイシング（咀嚼筋群筋緊張亢進）などにより顎関節周囲の緊張をやわらげる．さらに綿球や指で下部犬歯茎部をこすり開口反射を利用して開口を促したあとに，顎関節の可動域訓練を行う．

(4) 閉口運動（❼）

タッピングやアイシングによる咀嚼筋の促通などを行い，顎関節の挙上

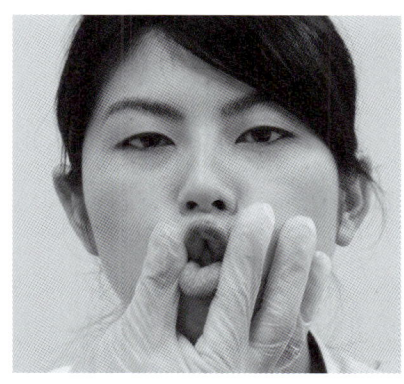

❺ 口唇突出に対する手指による介助　　❻ 開口反射を利用した開口

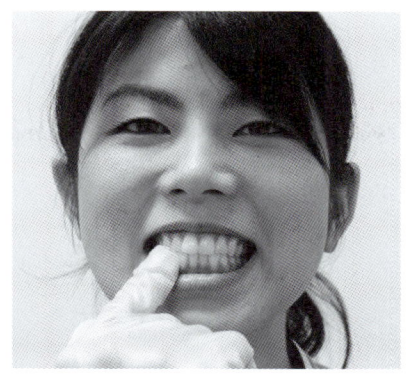

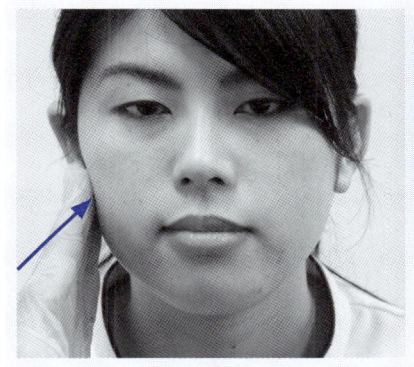

❼ タッピングによる咀嚼筋の促通

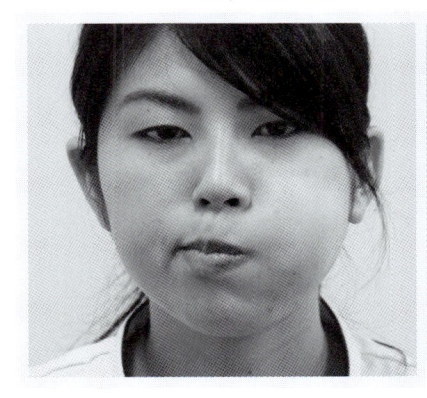

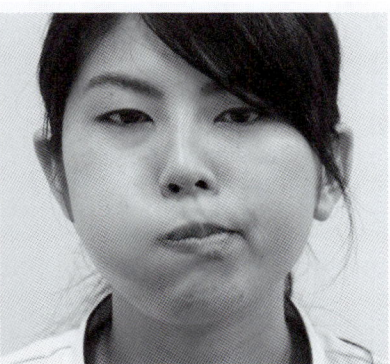

❽ 空気の口腔内移動

を行ったあとに閉口させる．口輪筋による閉口不可の場合は，口角周辺を氷塊にて促通する．

(5) 空気の口腔内移動（❽）

頬を膨らませ空気を左右の頬に交互に移動させる．この運動は同時に，閉口（主に口輪筋による）や軟口蓋挙上（空気が鼻に漏れるのを防ぐ）が可

❾ 他動的挺舌　　❿ 舌のタッピング

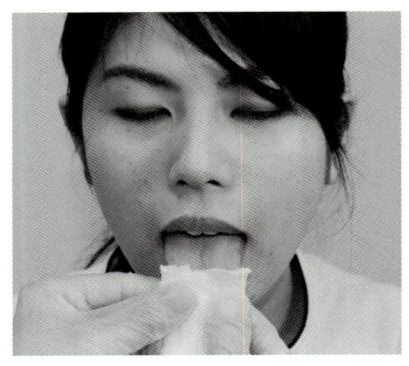

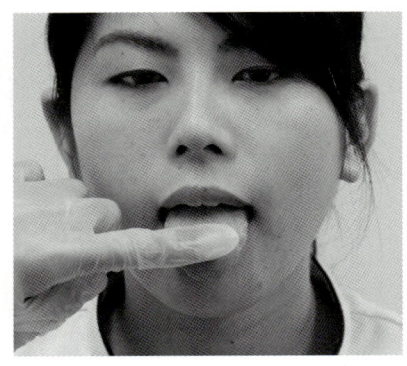

能でなければならない．
(6) 咀嚼筋の筋力増強
　まずガーゼをかむことから始める．次に綿棒を断続的にかませ，徐々に硬い物へ進めていき，最終的にはするめやチューインガムなどをかませるようにする．可能になれば連続して行わせる．
(7) その他
　FES（機能的電気刺激）などの低周波を利用する．また唾液の分泌が多いときは唾液腺にアイシング（アイスパックにて）を15分程度行う．

2) 舌・舌根へのアプローチ
　患者の多くは，舌が萎縮により落ち込み，偏位している．
(1) 他動的挺舌 ❾
　湿ったガーゼや指で舌をつかみ，ゆっくりと引き出す．そして上や左右にゆっくり動かす．また外部より舌根部を上へ圧迫しながら後舌を前へ引き出すようにする．
(2) 舌のタッピング ❿
　舌が弛緩している場合は，舌尖から奥へかけて（主に縦舌筋）タッピングをする．次に舌の奥から舌尖にかけて（主に横舌筋）タッピングもしくはかき出すようにこする．このとき，舌根の固定性が低下している場合は，必ず下顎底を他方の手で固定する．舌が硬い（緊張亢進）場合は，軽く舌全体をタッピングし血流量の改善を図る．
(3) 舌の弛緩
　舌の痙性を緩和させるためにバイブレーションを加える．また，ゆっくりと舌をストレッチしたり，軽く舌全体をタッピングする．
(4) 舌運動の促通 ⓫
　挺舌，上下運動，側方運動を行わせる．できなければセラピストが舌を湿ったガーゼでつかみ介助する．可能になれば，舌で唇をなめ回したり，歯と唇の間（口腔前庭）に入れてなめ回したり，頬を内側から押すようにする（⓬）．また舌根部が落ち込んでいる場合は，舌尖部を指で軽く奥へ

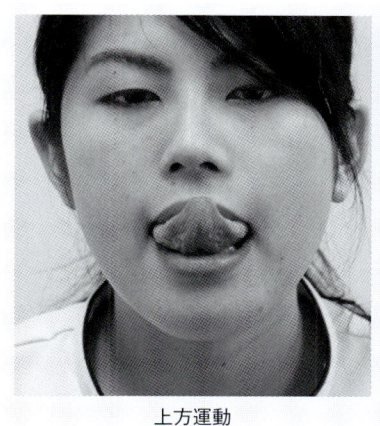

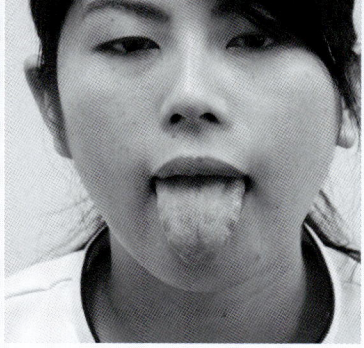

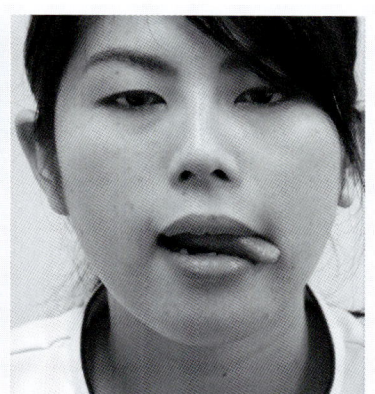

上方運動　　　　　　　　挺舌，下方運動　　　　　　側方運動

❶ 舌運動の促通

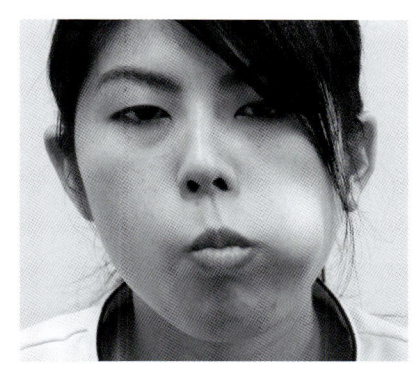

❷ 舌で頬を内側から押す　　❸ 舌尖部を指で軽く奥へ押す（舌根部が落ち込んでいる場合）

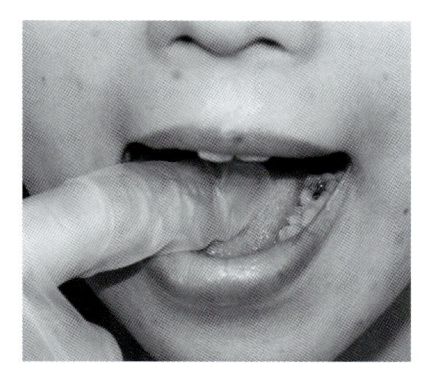

押し（❸），バイブレーションを加える．

3）軟口蓋へのアプローチ

軟口蓋の働きが障害されると，鼻腔と咽頭の間が開き，口腔内圧が上がらず食塊を飲み込むことが困難になる．また，食塊が鼻腔へ漏れたりする．

軟口蓋挙上（ブローイング）（❹）

ストローで一定に息を吹き込ませる．このとき，鼻からの空気の漏れを確認する．空気が漏れてしまう場合は鼻をつまんで徐々に息を吹き込ませる．また氷塊（凍らせた綿棒など）で軟口蓋を中央から外側にかけて軽くこする．

2 反射の誘発

1）咽頭（嘔吐）反射の惹起

舌根部，後口蓋弓および咽頭後壁を湿らせた綿球で刺激する．またレモン汁なども使用するとよい．代表的な方法として，寒冷刺激法がある．これは冷却した小さな間接喉頭鏡を 10 秒間冷水に浸し，軽いタッチで前口

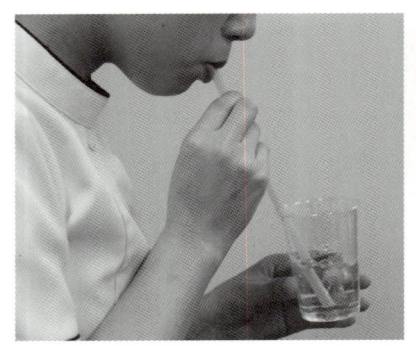

⓮ 軟口蓋挙上（ブローイング）　⓯ 頸部の関節可動域訓練

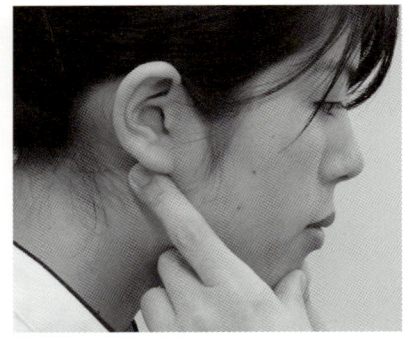

蓋弓に5〜10回繰り返し押し当てる．
2）嚥下反射の惹起
　前口蓋弓に圧もしくは冷刺激を加える．また，状態が安定した患者には小さな氷片を嚥下させる．
3）口蓋反射の惹起
　酸味のある刺激物（レモン汁など）を綿棒に浸し，軟口蓋を口蓋垂の横から口蓋弓に沿って外側にこする．

3　関節可動域（ROM）訓練

　患者は，嚥下運動を頸部で代償することが多く，過緊張状態に陥りやすい．このため，誤嚥防止における声門閉鎖筋の収縮や，嚥下中の呼吸停止にも大きく影響してくる．また，胸郭の可動域制限などを併発する患者も多く見かける．

1）頸部の関節可動域訓練⓯
　はじめは他動的に行い徐々に自動的に行わせる．特に屈曲は上部頸椎を中心に顎を引くように行う．下部頸椎が屈曲すると頭部の前方突出，または頸部全体が前方に屈曲してしまうため，はじめに他動的に動かして動きを確認するとよい．屈曲だけではなく伸展・側屈方向への関節可動域訓練も必要である．また頸部を動かすときには顎頸部の筋緊張にも留意が必要であり，頸部伸筋の過緊張，頸椎の可動性の低下に対しては，胸鎖乳突筋や僧帽筋，肩甲下筋などへストレッチを行う．ストレッチはリラクセーション効果もあるため，特に緊張が強い場合には有効であるが，無理には行わず，自動および他動にて動かせる範囲内で動かすことを基本とする．
　頸部の関節可動域の低下は代償性嚥下を困難にし，頸部の筋緊張のバランスの乱れは誤嚥の可能性を増大するため，誤嚥防止のためにも頸部の可動域確保および改善は大切である．

2）胸郭の関節可動域訓練
　胸郭の動きの低下により喀出能力（特に咳嗽に必要な強制呼気のための

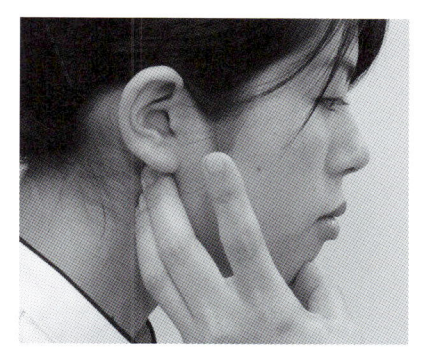

⓰ 顎関節の可動域訓練（下顎突出）

呼吸量が確保できない）に問題が出てくる可能性がある．また体位排痰法を行う際にも胸郭の関節可動域は重要である．また同時に脊柱の前屈，後屈，回旋などを行う．これは排痰時の姿位の設定に必要である．円背では腹筋の活動性が低下し，胸郭の拡張が制限されるため，喀出能力が低下している可能性がある．

3）顎関節の可動域訓練（⓰）

開口・閉口を自動的もしくは他動的に行わせたあと，下顎角の後ろから指で前方へ引き出す動きを行う．咀嚼には下顎角の前下方への動きや臼磨運動（食物の噛み砕き，すりつぶし）が必要になる．また，食物の取り入れの際の開口にも関与する．

4 嚥下パターン訓練

空気や唾液を飲み下すことにより正常の嚥下パターンを獲得させる訓練である．

呼吸嚥下協調訓練

① 十分吸気し，呼吸を止める．
② 唾液あるいは空気を飲み込む．
③ 呼気をする．
④ 咳嗽する．

これを1日20〜100回行う．嚥下がどうしても開始しにくい症例では，舌に少量のジャムなど粘性の高いものをのせるとよい．これは息こらえ嚥下という随意的に気道を保護する方法を獲得するために行われる．

嚥下時に呼吸は一時的に停止するが，手術後などでは停止することが困難な患者もいるため，意識して停止させる練習をする．また嚥下終了時の誤嚥を防止し，息こらえ嚥下の獲得を目的に嚥下終了後に呼気および咳嗽をさせる．はじめに吸気を行わせるのは嚥下終了時の呼気および咳嗽を行わせるためである．

5 呼吸訓練

聴診にて誤嚥物の部位を確認する．肺の特定部位から誤嚥物を排除するために，その領域に分布する気管支走行を重力方向に一致する体位をとらせる（体位排痰法）．重力と線毛運動によって誤嚥物の移動が促進される．
①腹式呼吸を行わせる．
②ハフィングもしくは咳嗽を行わせる．
③誤嚥のある場合，体位排痰法を行う．

6 発語訓練

摂食・嚥下における口腔周囲の機能向上を目的に発語訓練を行う．
①舌尖の挙上運動 /r/ の音を発音させる．
②舌の緊張度を高める /i/ の音を発音させる．
③舌の後部挙上運動 /k/ の音を発音させる．
④口唇運動 /p/，/b/，/m/ の音を発音させる．
⑤軟口蓋の挙上 /a/ の音を発音させる．

7 声門閉鎖訓練

声門の閉鎖は誤嚥を防ぐために重要である．
プッシング法（pushing exercise）により声門を閉鎖させる．机などを両手で押しながら強く /a/ と発音させる．状態のよい患者では足で床を押しながら行わせる．また口を閉じ鼻をつまんだあとに強い呼気を行うvalsalva法（バルサルバ）の変法（声門を閉鎖し努力性呼気を行う）を行い，息を止める訓練も行う．

8 その他

1）頚・体幹機能改善訓練

咳嗽などを行うには腹圧を上昇させることが重要であり，腹筋を強化することにより腹圧を上昇させ十分な咳嗽や喀出を行えるようにする．体幹のコントロールは腹筋の活動性，頚部のコントロールにも深く関与するため，体幹の固定性を高めるアプローチ（体幹伸展，骨盤コントロールなど）を行うとよい．

特に舌骨上筋群や顎二腹筋，肩甲舌骨筋や胸骨舌骨筋などの舌骨下筋群の起始・停止は肩甲骨，鎖骨，胸骨であり，これらの状態は嚥下に大きく関与する．

頚部のコントロールが不十分な場合は，頚部の固定性を高めるアプローチ（頚部伸展など）を行うとよい．

2）頚部のアイスマッサージ

意識レベルは清明に近いが反応が乏しい患者に対して行う．ビニール袋

❶ メンデルソン法

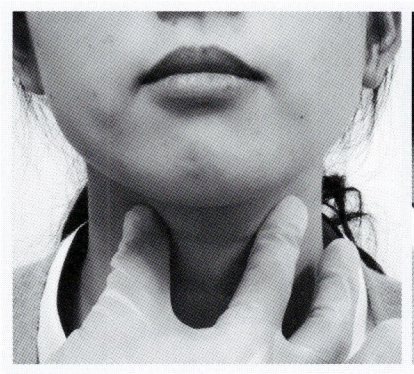

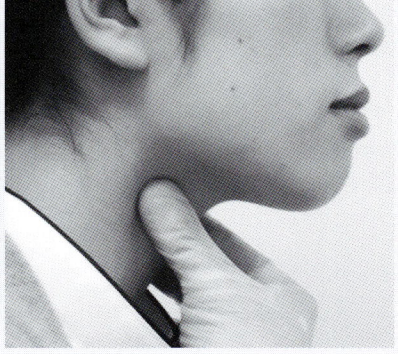

に氷片を入れて，後頸部から前頸部にかけて皮膚の発赤を目安に15分程度，1日1〜2回施行する．

3）意識的な嚥下（think swallow）

嚥下をする際，飲み込むことを意識させることで，嚥下するタイミングを学習する．特に，口腔・咽頭感覚に障害をもつ症例に対しては重要である．

4）メンデルソン法（❶）

喉頭挙上距離と挙上時間を延長し，食道入口部の開大幅，開大時間を増加させる．嚥下諸器官の咽頭期の動作タイミングを正常にする．

5）頭部挙上訓練（shaker exercise）

舌骨上筋群を強化することで，舌骨や喉頭の運動を改善させ，食道入口部の開大を改善する．原法での実施は困難な場合がほとんどであるため，状態に合わせて頻度，実施時間を調整して実施する．

■ 直接（摂食）訓練

実際に食物を使用し食物を飲み込ませることで，その患者に合った嚥下方法を上達・改善させる訓練である．

間接訓練で十分に嚥下機能を高めたあと，摂食訓練で実際に食物を嚥下させ，より安全かつスムーズな摂食を可能にする．実際に食物を使用するため，誤嚥性肺炎を発症させないためにも，訓練に使用する食品（成分）や1口量を十分に検討したうえで実施することが大切である．また摂食訓練は誤嚥や窒息の可能性が非常に高く，常にリスク管理することが重要である．

開始基準の目安を❶に，直接（摂食）訓練の内容を❶に示す．

1 環境および良肢位設定

摂食訓練に集中できるように，静かな食事場面を設定する．

MEMO

頭部挙上訓練（原法）
仰臥位で肩を床につけた状態で頭部のみをつま先が見えるまで挙上する．挙上位を1分間保持したあと1分間休む，を3回繰り返す（1セット）．1セットを30回連続して行い，それらを1日3回，6週間行う．

❶ 開始基準の目安

1. 意識状態は原則として意識清明（JCSでレベル1以上）
2. 食べたいという意欲がある
3. 重篤な呼吸器合併症や消化器合併症がなく，全身状態が安定している
4. 嚥下反射が惹起する
5. 流涎が少ない（唾液が嚥下できる）

❶ 直接（摂食）訓練の内容

1. 環境および良肢位設定
2. 摂食訓練食の選択
3. 段階的摂食訓練
4. その他

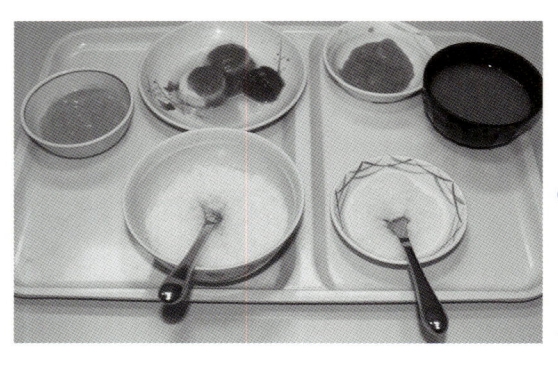

❷⓪ **唾液が食事に混入しないための配慮**
スプーンは取り皿へ移すためのスプーン（お粥の器←→取り皿）と介助用のスプーン（取り皿←→患者）の計2本を使用．

　良肢位の設定は間接訓練とほぼ同様の姿勢をとるが，VF（嚥下造影）検査などの客観的検査により検討することが望ましい．頸部や体幹の角度だけに着目するのではなく，不良肢位の場合は，頸部，体幹，下肢などに緊張がみられるため，全身状態をみて設定することが大切である．

2 摂食訓練食の選択

　摂食機能障害のレベルに見合った摂食訓練食を選択する．日々の摂食訓練結果を考慮し，そのつど修正を行う．

3 段階的摂食訓練

　食塊形成および口腔内保持，咀嚼などの訓練が中心となるように移行していく．主食は全粥・米飯へ，副菜はきざみ食になり，徐々に食塊形成および口腔内保持，咀嚼が難しくなるように進めていく．摂食時の姿勢も，誤嚥防止を優先した姿勢から座位へと進めていく．また咀嚼能力（歯列の状態を含む）を把握し，能力に見合った食事形態を設定することは重要である．

　口腔期に障害がある場合は，咀嚼・口腔内移動および食塊形成のしやすいものを使用し，摂食時の体位を工夫する．重症の場合は，口腔外の流出を避けるため，背臥位を取らざるを得ないこともある．また咽頭期に障害がある場合は，個々の症例に適した摂食の間隔，嚥下のタイミングなどの設定も行っていく．

4 その他

　摂食訓練前後の口腔ケアは，誤嚥性肺炎のリスクを軽減するため必ず行う．

　摂食訓練中は，唾液内のアミラーゼによる加水分解が進むので，増粘剤を使用するか，または唾液が食事に混入しないよう配慮する（❷⓪）．

（北脇将志，太田清人）

4 呼吸・摂食機能療法における口腔ケア

● 口腔ケアを行うための基礎知識

1 口腔感覚

　口腔には，生体防御，食物の摂取や選択，唾液分泌の誘発，咀嚼や舌および顎の運動調整の役割がある．

　二点弁別閾からみると，口唇や舌尖の触覚は指先と同じくらいに鋭敏であり，口の中央部以降では前方部に比べて鈍い．これは感覚点が粘膜の前方部では密で，後方になるにつれて疎になる傾向があることによる．痛点，圧点（触点），冷点，温点の各感覚点[1]（口腔粘膜の受容器）でも同じである．

　人間の大脳の体性感覚野と運動野は，体幹や足に比べて，口や手指の占める割合が非常に大きい．口は体性感覚野の半分を占め，手指は運動野の半分近くを占めている．

2 多数歯の喪失

　日本歯科医師会では，80歳で20本の歯があるようにと日本人の目標を提唱している（8020運動）．現実には日本人の高齢者は，28（親知らずなし）〜32本（親知らず4本を含む）のうち20本以上を喪失している．上下顎臼歯部の咬合する臼歯の喪失や，残存していてもずれなどがあって咬合位が定まらず，閉口時には下顔面が短い高齢者特有の顔貌となる．これによって審美性が低下し閉じこもりの原因になることがある．

　歯周疾患により多数歯を喪失した場合などでは，歯槽骨が著しく吸収され歯槽堤が平坦となる．そのため，下顎においては固有口腔と口腔前庭が同一面で連続した形となり咬合位が定まらないばかりか，舌縁が常に口腔前庭の位置にきてしまう．このような解剖学的な形態変化は，機能に影響を与え機能衰退の大きな要因となる[2]．

　安定した下顎位を得るために義歯等による形態の回復が，機能衰退を補い機能不全の程度を少なくするために不可欠である．また，やせると顎もやせるので義歯が不適合になり疼痛などの原因となる．舌運動にも大いに影響し機能衰退を倍加させる．

　食事や発音にも影響を及ぼすので，その機能を改善するために補綴を考慮する必要がある．

> **MEMO**
>
> **二点弁別閾**
> 2つの圧刺激または触刺激を同時に皮膚や粘膜部に与えたときに，その2つの刺激の距離が短すぎると1つの刺激として識別する．二点弁別閾とは，2つの刺激として識別する最短距離のこと．

❶ 唾液のはたらき

口腔内の潤滑作用	口腔の乾燥を防ぐ 粘膜を被覆して、物理化学的刺激を防御する 咀嚼・嚥下，発音を助ける
口腔内の自浄作用	粘膜や歯・歯肉に付着した食物残渣の貯留を防ぐ
味覚の媒体	味覚物質を溶かし，味蕾に到達させ味覚を助ける 味蕾は水に溶けるものにしか反応しない
消化作用	アミラーゼによりでんぷんを消化する
抗菌作用	リゾチームやラクトフェリンなどにより口腔内常在細菌叢（❷）をコントロールする
排泄作用	有害物質を希釈，無害化する
緩衝作用	炭酸–重炭酸系により口腔内を生理的pHに保つ
義歯安定	義歯床下と口腔粘膜の間に介在して，義歯の維持と安定に寄与する

❷ 口腔内常在細菌叢のはたらき

- 口腔内は，微生物とりわけ細菌にとって住みやすい条件（温度，湿度，pH，酸素分圧，栄養）が揃っている．また，口腔は直接外界と通じ，微生物の侵入や排出が常に繰り返されている．重篤な感染症を引き起こす病原微生物を体内へ侵入させる可能性があるが，口腔内常在細菌叢が感染防御機能として重要な役割を果たしている
- 口腔粘膜には，免疫担当細胞とよばれる一群の細胞集団が密に存在し，免疫機能をはたらかせて体内に入ってくる細菌やウイルスなどの侵入を防いでいる
- 分泌された唾液中のIgAは口腔粘膜の表面を覆って，病原微生物が上皮細胞に付着するのを防ぎ，分泌型IgAは病原微生物の産生する毒素や酵素を中和するはたらきをする．すなわち，細菌毒素などにIgAが結合することで，病原微生物の病気を引き起こす力（病原性）を失わせている

3 加齢による喉頭下降

日本人の安静時喉頭の位置は，成人期に比べて70歳以降では1頚椎の長さ程度下降している．中咽頭の垂直的な長さが増すため，舌全体の安静位が後方位になり機能衰退の一因となりうる[3]．

4 唾液

口腔では唾液が分泌できるように唾液腺が開口している．唾液の成分は，水分が99.5％を占め，残りが無機質を主とする固形分である[4]．

唾液にはさまざまなはたらきがある（❶）．

1) 唾液分泌量と体位，明暗の関係

唾液分泌量は，「立位＞座位＞仰臥位」の順に少なくなる．また，「明るい部屋（昼）＞明るい部屋（朝）＞暗い部屋＞睡眠中」の順に少なくなる．

2) 年齢と唾液流量，口腔乾燥

耳下腺唾液と刺激全唾液流量には，加齢による変化は認められない．40歳くらいから唾液腺の腺組織に脂肪変性が起こってくる．加齢に伴って予備能力が低下するためと考えられる．

前期高齢者（65〜74歳）の約50％，後期高齢者（75歳以上）の約60％に口腔乾燥の訴えがあり，うち常時自覚のある者は約30％，口腔乾燥と嚥下困難の自覚症状との間に有意な関連（$p < 0.001$）が認められた．

服用薬剤の副作用による唾液分泌抑制がみられることが多い．

3) 口腔の防御機構

口腔粘膜は唾液で被覆され，その下に角化したケラチン層，顆粒層，基底膜があり，無傷の粘膜には微生物は簡単に侵入できない構造になってい

> **MEMO**
> 唾液分泌量
> 刺激時 1.5〜2.0 mL/分，安静時 0.3 mL/分，睡眠時 0.1 mL/分以下．

る[5]）．

4) 口腔内常在細菌

口腔内常在細菌が産生する蛋白質分解酵素は，粘膜を保護している糖蛋白質を破壊する．そのため，粘膜があれて，ウイルスが付着しやすくなり，かぜをひいたりする．また，口腔・咽頭内細菌の蛋白分解酵素は，インフルエンザの下気道への感染をさせやすくする．

5) 歯垢

歯垢内に存在する細菌は500種類を超える．この歯垢内の細菌の細胞外に産生した多糖類のマトリックス（触るとヌルヌルしている）がバリアとなり，抗菌薬への抵抗性や物理的な抵抗性をもっている．この膜をバイオフィルムという．

歯垢は外部からの侵入細菌による感染を起こさないようにする防御機構と，潜在的な病原性を発揮するという二面性を有している．

歯垢の形成については❸のとおり．

6) 舌苔

舌苔は口腔内常在細菌（主に嫌気性細菌），唾液成分（粘性成分であるムチンなど），食物残渣，剥離上皮細胞で構成されている．

顎下腺の開口部は舌下部にある舌下小丘であり，舌下腺には導管はないが舌下ヒダから唾液が分泌される．したがって，舌の付け根に近い後方部は唾液による洗浄作用がうまく行われないことになる．一方，舌背には口腔内常在細菌叢が存在するが，口臭に関連する細菌の多くは嫌気性細菌である．つまり，唾液の流れが十分でないと，舌乳頭部（特に舌背後部）の酸素濃度が低下するため嫌気性環境になり，嫌気性細菌の増殖にとっては好都合になる．解剖学的にも，舌の後方部ほど有郭乳頭などの大きなくぼみが多く，これも嫌気性細菌にとっては増殖しやすい環境である．

このように，多くの場合，舌苔は舌の後方部から付着しはじめ，時間が経つにつれて前のほうに展開すると考えられる．ただし，流れる唾液にあたる舌尖部には舌苔はほとんど付着しない[6]）．

● 口腔ケアの実際

口腔ケアを実際に行う場合，①歯垢形成の抑制と②歯垢の除去がポイントになる．

❸ 歯垢の形成

集落形成期	歯面に付着して離脱しない細菌が分裂を始めてから8時間かかる好気性細菌（連鎖球菌群が多い）である
急速成長期	8〜48時間で爆発的に増える グラム陽性桿菌群が増える
成熟期	3〜5日，5日以降では嫌気性細菌の割合が高くなる

MEMO

唾液分泌部位
耳下腺（漿液性），顎下腺・舌下腺（漿液性と粘液性），小唾液腺（粘液性）から分泌されている．

刺激全唾液流量
咀嚼や味覚の刺激，歯磨きなどの機械的刺激，嘔吐の直前や嘔吐中，そして流量は少ないが嗅覚刺激や喫煙に反応して分泌される唾液の合計量のこと．

唾液分泌抑制の副作用がある薬の分類（一部）と一般名
抗うつ薬：塩酸イミプラミン，塩酸クロミプラミンなど
抗不安薬：ジアゼパム，アルプラゾラムなど
睡眠薬：トリアゾラム，クアゼパムなど
抗精神病薬：スルピリド，ハロペリドールなど
抗パーキンソン病薬：ピペリデン，塩酸トリヘキシフェニジルなど
降圧薬：カプトプリル，ニフェジピンなど
消化性潰瘍治療薬：硫酸アトロピン，臭化ブチルスコポラミンなど
利尿薬：トリクロルメチアジド，フロセミドなど
抗ヒスタミン薬：ジフェンヒドラミン，塩酸ヒドロキシジンなど
非ステロイド抗炎症薬，鎮痛・解熱薬：イブプロフェン，フェノプロフェンカルシウムなど
気管支拡張薬：塩酸エフェドリン，臭化イプラトロピウムなど
制吐薬：ジメンヒドリナート，塩酸アザセトロンなど
筋弛緩薬：塩酸チザニジン，ピラセタムなど

1 歯垢形成の抑制

まずは生活リズムを正すことである．私たちは昼間活動をする哺乳類なので，太陽が昇ったら目を覚まし，太陽が沈んだら眠るというリズムで活動する．これは空腹のリズムと同調しているため，生活のリズムが乱れると，食事時間に食べられず，不規則な時間に間食として甘いものなどを食べがちになる．

> **POINT**
> - 水分補給にはカフェインの少ない番茶や麦茶などを飲む．
> - 間食は甘いものに限定しないで，食事で摂れない食品を主体にする（補食）．
> - カロリーと分量を考える．
> - 時間や回数を決めて，だらだらと食べないようにする．
> - 食直前や寝る前には間食を摂らない．

2 歯垢の除去

口腔ケアの最初の段階は，唾液による物理的な洗い流しである．唾液中の抗菌性物質が細菌の増殖を防ぎ，唾液や歯肉溝滲出液中の白血球や免疫グロブリンである抗体や補体が菌の増殖を抑えている．

通常の歯磨きで歯垢の粗な部分は除去可能であるが，歯垢の密な部分は除去できない．定期的な専門的機器による歯面清掃は，歯垢を完全に除去し，歯垢が再形成される期間を延長するため，歯垢の形成が抑制できる．歯垢には抗菌薬は有効に作用せず，宿主の防衛機構も作用できないため，歯科医師や歯科衛生士による専門的な機械による歯面清掃に勝る歯垢除去方法はないといえる．

> **POINT**
> - 要介護者は全身の抵抗力が弱く易感染状態にあるため，菌血症発症のリスクがあることを念頭におき，口腔内の消毒を徹底する．
> - 口腔清拭，いわゆる綿棒などによる清掃は，歯ブラシによる機械的清掃に比べて細菌学的にみて効果は少ないといわれているが，口腔粘膜（口蓋，上咽頭，舌，頬粘膜）のケアには効果的である．粘膜への適度な水分と感覚刺激が，爽快感と安らぎを与える．
> - 歯磨き粉を付けない歯ブラシで1歯ずつ空磨きをする．そして水を入れた透明なコップですすぎ，水が濁ったら捨てて，コップの水が透明になるまで磨く．

MEMO
1 mg の歯垢には 10^8 個近くの菌数がある．

MEMO
剥離上皮細胞は粘膜上皮の代謝により生産される老廃物である．

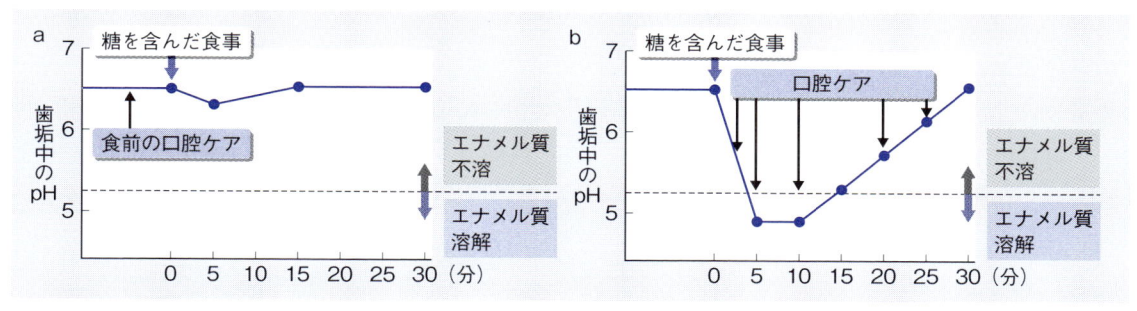

❹ 歯垢中のpHの経時的変化
食前の口腔ケアでは歯の脱灰を惹起するpHまで下がらない（Jenkins' concept）．
a：食前に口腔ケアを行ったときの歯垢中のpHの経時変化，b：食後に口腔ケアを行ったときの歯垢中のpHの経時変化．
(Stewart RE, et al. Pediatric Dentistry：St Louis：C. V. Mosby；1982. p649[7])

3 義歯の清掃

　強固な膜様構造になっている義歯性プラーク（デンチャープラーク）は，歯ブラシによる機械的清掃で除去する．この義歯性プラークは，通常では病原性を発揮しない常在菌や弱毒微生物が，宿主の感染防御機構の破綻につけ込んで感染を起こさせる．これを日和見感染といい，易感染性宿主にみられる感染症のことである．また，抗菌薬を長期間使用した場合，感受性のある細菌に代わって耐性のあるカビなどが増加して，いわゆる菌交代として病原性を現す．

　機械的および化学的清掃の併用に加え，超音波洗浄器を利用するとよい．

4 口腔ケアの時期とその意義

　食前に行った口腔ケアでは歯垢中のpHは歯の脱灰を惹起するまでは下がらない（Jenkins' concept）が，食後に行った口腔ケアでは歯垢中のpHは歯の脱灰を惹起するまで下がる（❹[7]，❺[8]）．

5 口腔ケアの介助の際の注意点

　呼吸仕事量を軽減させる体位（ファウラー位，前傾座位など横隔膜を下げて胸郭が十分広がる姿勢，クッションや抱き枕を用いての半座位姿勢）で呼吸を安静にする．パルスオキシメータなどで呼吸の状態をモニターする[9]．

　呼吸困難を起こさない程度の労作で行うことも大切である．場合により1回ではなく，何回かに分けて口腔ケアを行う．

　寝たきりの患者でも，主治医の許可のもとで，できるだけ起こして行うことを心がける．ただし，圧迫骨折や血圧低下などに気をつけ，疲れが翌日まで残らない程度を目安にする．必ず声かけをして行う．

　体幹が安定する姿勢で，股関節と膝関節を屈曲し，足底を接地する．で

MEMO

歯の脱灰
歯の表面（エナメル質）に付着した歯垢の中で繁殖する細菌によって産生された酸によりpHが5.1〜5.5（エナメル質の臨界値）を下回るため，歯垢の付着している部分の歯の表面が溶けること．

Jenkins' concept
食前に行った口腔ケアにより，残留した歯垢の厚さが薄くなるため大きなpHの降下を引き起こさない．食前に口腔ケアを行わなかった場合，層の厚くなっている歯垢はより嫌気的で，内側の層は粘着性の嫌気性の細菌が成長しやすい環境になっている．そのため歯垢中のpHは歯の脱灰を惹起するまで下がる．

❺ 口腔ケアの時期とその効果

食前	食べる準備体操 唾液の分泌促進 口の感覚の正常化 口の病気の予防
食後	口の病気の予防 誤嚥性肺炎の予防 口臭の予防
就寝前	誤嚥性肺炎の予防 口の病気の予防

(大竹邦明.寝たきりにならない,させないための高齢者口腔ケア—介護保険のいらない高齢社会を目指して.東京:風人社;2000.pp36-37[8])

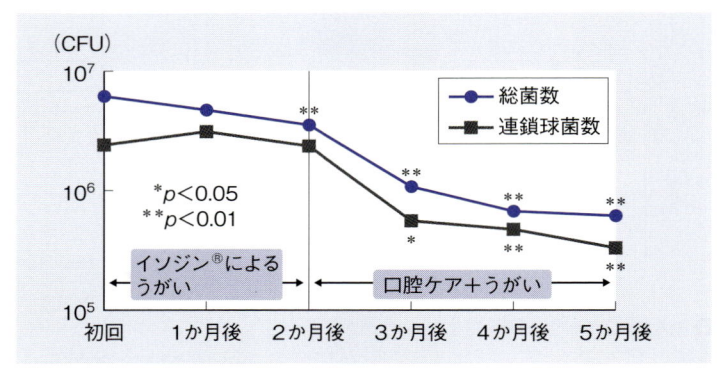

❻ 口腔ケアによる咽頭細菌数の変動
咽頭部の細菌数を減少させる口腔ケアの確実な方法は,機械的清掃を継続することである.
(石川 昭ほか.口腔ケアによる咽頭細菌数の変動.看護技術 2000;46:82-86[11])

きるだけ頸部を前屈位にする.起こした体位がその人にとって安静状態か運動状態かを見極めることが大切である.運動状態であれば,運動状態から安静状態になったことを確認してから口腔ケアを行う.

原則的には健側を下にし,介助するときは健側から行う.

1) 口腔内に過敏な部分がある場合の歯磨きの仕方

歯ブラシの毛先をあてるだけにし,動かさないように行う.触覚の閾値が最も高い部位(触覚の最も鈍感な部位)から始めて最も閾値が低い部位(触覚の最も鋭敏な部位)で終わる[10].

介助歯磨きの場合,順番を決めておくと,介助者が代わっても歯磨きの順番は不変になる.

2) 歯ブラシの毛の硬さと歯ブラシの持ち方

要介護者の場合,口腔粘膜の状態が健常ではないことが多いので,健常時に使用していた歯ブラシが凶器にもなりかねない.歯ブラシの毛の硬さは,超軟毛や軟毛がよい.

原則として,歯ブラシは筆やペン,箸を持つときの要領で,指の先端でものをつまむように持つペングリップがよい.

3) 舌の清掃

舌苔の除去を目的とし,舌奥から舌尖へ向けて一方向で清掃する.

4) 口腔ケアによる咽頭細菌数の変動

石川らは,「機械的清掃法を継続することにより,確実に咽頭部の細菌数を減少させうるが,イソジン®などの化学的清掃法では,細菌数の減少に対する著しい効果は認められない」と報告している(❻)[11].

(村田俊弘)

●文献
1) 金子芳洋ほか(編). 食べる機能の障害—その考え方とリハビリテーション. 東京:医歯薬出版;1987. p37.
2) 藤島一郎(編著). よくわかる嚥下障害. 大阪:永井書店;2001. pp38-39.
3) 金子 巧. 嚥下における舌骨運動のX線学的解析—男女差及び年齢変化について. 日耳鼻誌 1992;95:974-987.
4) Edgar WM, et al(編), 河野正司(監訳). 唾液—歯と口腔の健康. 東京:医歯薬出版;1997.
5) 奥田克爾. 口腔内バイオフィルム—デンタルプラーク細菌との戦い. 東京:医歯薬出版;2004.
6) 柿木保明ほか(編). 唾液と口腔乾燥症. デンタルハイジーン別冊 2003:24-25.
7) Stewart RE, et al. Pediatric Dentistry. St Louis:C. V. Mosby;1982. p649.
8) 大竹邦明. 寝たきりにならない, させないための高齢者口腔ケア—介護保険のいらない高齢社会を目指して. 東京:風人社;2000. pp36-37.
9) 日本歯科医師会日本歯科総合研究機構(編). 高齢者の口腔機能管理—高齢者の心身の特性を踏まえた在宅歯科医療を進めるには. 日本歯科医師会;2008. pp111-113.
10) 金子芳洋ほか(編). 食べる機能の障害—その考え方とリハビリテーション. 東京:医歯薬出版;1987. pp56-57, 89-90.
11) 石川 昭ほか. 口腔ケアによる咽頭細菌数の変動. 看護技術 2000;46:82-86.

5 呼吸・摂食機能療法に必要な姿勢へのアプローチ

　姿勢とは，身体の様子を表す用語である．しかし統一的な定義はみられず，姿勢にかかわる体位，肢位，構えなどの用語は区別があいまいなまま用いられることが多い．姿勢を「構え」と「体位」との組み合わせからなる静止態としてとらえると，①体つき，格好を表す用法として四肢・体幹のいずれかの部位の状態，あるいは構えを特徴的に示すもの，②体幹・四肢・頭部の相互の相対的位置関係を意味する「構え」と，身体が全体として重力方向とどのような関係にあるかを示す「体位」とを組み合わせた身体状態と定義できる．

　リハビリテーション（以下，リハビリ）の領域では姿勢に関連する用語として，「ポジショニング」が頻繁に使われる．ポジショニングの意味は，①相手と適切な位置関係をとること，②肢位，③体位変換である．また呼吸管理におけるポジショニングの定義は「体位を一定時間保持することにより，換気やガス交換の改善を目的に行われる方法」とされている．気道クリアランスや呼吸困難の軽減，肺許容量の改善，ガス交換の改善，下側肺障害の治療を目的にとられる手段である[1]．体位排痰法のように治療効果をもたらすポジショニングは機能向上的ポジショニングという．対象者の状態に合わせてポジショニングの目的は変わり，褥創予防のための体位変換や誤嚥防止のための摂食姿勢のように，2次障害予防を目的に日常的に行うポジショニングもある．

　摂食機能障害と呼吸器疾患は，ともに姿勢の影響を強く受け，ポジショニングの効果が多大であることは臨床場面で頻繁に利用されていることからもわかる．しかし誤った使い方をすると，効果が得られないだけでなく2次障害を引き起こす危険もある．

　適切な姿勢設定，ポジショニングを実施するには，効果が得られる機序と影響する因子を知る必要がある．

◆ポジショニングが呼吸機能に与える影響

　重力が全身に与える影響は多大であり，肺においても非常に大きい．立位では横隔膜が可動しやすく胸腔内への静脈還流が減少する．ならびに呼吸数，換気量は増加して動脈血二酸化炭素分圧が減少するためポジショニングとしては最適である[1]．体位の変換，離床によって呼吸・循環器系に生じる変化を❶，❷[2]に示す．

　運動を制限されることで生じる悪影響を予防するには，肺局所の所見だ

❶ 体位の変化と離床の急性効果

	背臥位から座位への体位変化	離床
心肺系	全肺気量（TLC）↑ 1回換気量（Vt）↑ 肺活量（VC）↑ 機能的残気量（FRC）↑ 残気量（RV）↑ 予備呼気量（ERV）↑ 努力性呼気量（FEV）↑ 努力性呼気流量（FEF）↑ 肺コンプライアンス↑ 気道抵抗↓ 気道閉塞↓ 動脈血酸素分圧（PaO_2）↑ 胸郭前後径↑ 胸部腹部横径↑ 呼吸仕事量↓ 横隔膜運動↑ 分泌物の移動↑	肺胞換気量（VA）↑ 1回換気量（Vt）↑ 呼吸数↑ $A-aDO_2$勾配↑ 肺動静脈シャント↓ 換気血流マッチング↑ 低換気・低血流における肺胞リクルートメント↑ 気道分泌物の移動↑ 肺リンパ液ドレナージ↑ 肺サーファクタント産生と分布↑
心血管系	全血液量↑ 中心血液量↓ 中心静脈圧（CVP）↓ 肺うっ血↓ リンパ液ドレナージ↑ 心仕事量↑	心拍出量（CO）↑ 1回拍出量（SV）↑ 心拍数（HR）↑ 血液の酸素結合↑ 組織での酸素放出↑

（木村雅彦．呼吸理学療法の実践に必要な基礎科学．神津 玲（編）．呼吸理学療法最新マニュアル．大阪：メディカ出版；2005. p19[2]）

❷ 離床による慢性期の効果

心肺系	ガス交換容積↑ 心肺系の効果↑ 最大下分時換気量↓ 呼吸仕事量↓
心血管系	運動による徐脈 最大酸素摂取量↑ 最大下の心拍数，血圧，心筋酸素需要，1回拍出量，心拍出量↓ 心仕事量↓ 運動困難感↓ 血漿量↓ 心肥大 心筋の血管発達↑
組織	動作筋の血管発達 筋のミオグロビン含有量および酸化酵素↑ 酸素抽出能↑

（木村雅彦．呼吸理学療法の実践に必要な基礎科学．神津 玲（編）．呼吸理学療法最新マニュアル．大阪：メディカ出版；2005. p20[2]）

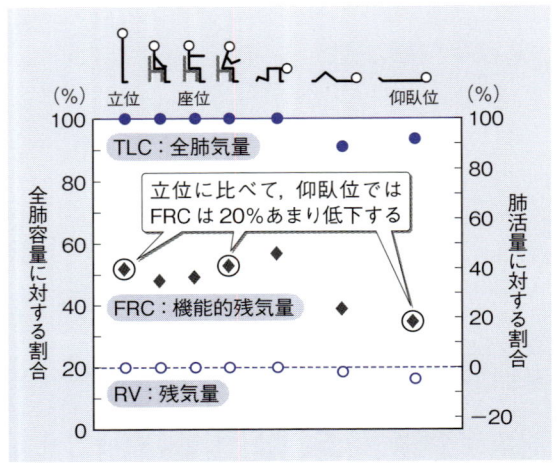

❸ 体位とFRCの関係
（宇都宮明美．体位と呼吸管理．人工呼吸 2010；27（1）：64[1]）

けにとらわれず患者の体位を変換したり，離床および早期からの運動を促進したりすることが重要である[2]．

1 機能的残気量の減少

機能的残気量（functional residual capacity：FRC）の減少は，肺内シャントの増加や換気血流比不均等をきたし，酸素運搬能の低下をもたらす．背臥位でのFRCは側臥位や腹臥位に比べて減少し，座位ではさらに減少する（❸）[1]．

背臥位での横隔膜は，呼気時に腹腔内臓器に押され頭側に移動する．このとき，横隔膜は下方の背側で大きく，上方の腹側で小さく動く．座位や立位から臥位になると，横隔膜は4cmほど挙上しFRCが15〜20％減少する[2]．

2 換気血流比不均等

換気血流比不均等は健常な肺でも起こるが，不均等の度合いは小さく，ガス交換は正常である．しかし呼吸器疾患により換気や血流が障害されたガス交換単位があると，換気血流比不均等の度合いが大きくなる．

換気血流比不均等は次のような機序で生じる．
① 立位では，肺底部は肺尖部に比べて換気量が多くなる．これは肺の重さがかかることで肺尖部は引き伸ばされ肺胞が広がり，換気したときに膨らみにくくなるためである．一方，肺底部は肺胞が広がっていないので換気の際に膨らみが大きくなり換気しやすくなるためである．
② 重力の影響によって肺尖部と肺底部では静水圧差が生じる．肺尖部で低く肺底部で高いため，肺底部では血液量が多いという血流量の不均等分布も生じる．

③よって肺尖部では換気量が多いにもかかわらず血流が低下するのに対し，肺底部では血流量は多いが換気量が減少するという換気血流比の不均等分布が生じることとなる．

3 下側肺障害

血液およびリンパ液は重力の影響によって下側に多くなり，肺胞および間質性の肺水腫が発生しやすく気道分泌物も貯留する．さらに横隔膜に接する肺底部では腹部臓器の圧力を受けやすく，特に背臥位でその影響が大きくなる．結果，下側になる部分には無気肺や肺水腫，分泌物貯留などが同時に好発しやすい．これらをまとめて下側肺障害という．

重症患者では背臥位にすることが多いため，その好発部位は背側肺底部となる．そして下側肺は血流が多いため無気肺が発生するとシャント血流も多くなり，肺酸素化能が大きく損なわれることになる[3]．

4 腹臥位管理法

腹臥位管理法は完全腹臥位，左右の前傾側臥位と選択でき，ガス交換能の改善と浸潤性病変の病理学的な改善が得られる．腹臥位をとり下側肺障害に陥った肺領域を最上位にすることで血流分配は減少し，肺うっ血，肺水腫の軽減と流動性の気道分泌物のドレナージが得られる．さらに胸腔内圧が低下して肺胞と末梢気管支は拡張され換気を改善することとなる[4]．

ポジショニングが呼吸機能に与える影響は多岐にわたり，効果も大きいことがわかる．それゆえ，ポジショニングを怠ることで生じる2次障害がいかに深刻なものか想像に難くない．呼吸器疾患患者では重症度もさまざまである．安全かつ安楽にポジショニングをとっていくために，患者の状態に合わせた実施基準を設けて慎重に実施していくことが求められる[1]．

呼吸に関与する筋群

呼吸器疾患では，労作時には安静時以上に呼吸に関与する筋群が換気のために活動する．その場合，呼吸に関与する筋群は安静時にすでに最大限に近い活動がなされているので，労作時にさらなる活動を高めることは困難となる．摂食時にも同様の現象が起こる．ポジショニングによって安楽な呼吸が可能となると，呼吸に関与する筋群の過度な活動を抑え摂食機能障害のリスクを減らすことにつながる．

このように呼吸に関与する筋群が摂食機能に与える影響は大きく，その作用と特徴を知ることは治療を安全かつ円滑に進めるうえで大事である．

1 呼気筋と吸気筋

吸息運動に関係する吸気筋である横隔膜は，背臥位での安静呼吸にて1回換気量の約3/4の換気を担い，座位や立位では約2/3を負担している．

一方で非呼吸性活動として，腹筋群と協調運動することで腹腔内圧を高め，分娩，排便，嘔吐などに関与する．他に外肋間筋，内肋間筋も吸気筋と考えられている．

呼気筋としては，腹筋群（腹横筋，内腹斜筋，外腹斜筋，腹直筋）と内肋間筋がある．内側の筋ほど強い呼気性の活動がみられ，腹横筋と内腹斜筋は主要な呼気筋である．腹筋群の作用は，収縮により腹腔内圧を上昇させ，横隔膜を押し上げ呼気を行う．また活発に活動している際には吸気時にも活動することが明らかとなっている．

努力性吸息運動時の補助筋は斜角筋，胸鎖乳突筋，僧帽筋があげられる．これらの筋は非呼吸性活動として頸部・体幹の可動作用をもつことで姿勢の制御にも関与している．

他にも主たる機能は姿勢の制御であるが，換気運動への関与が筋電図解析などで確かめられている筋がある．吸気性の機能をもつ大胸筋，小胸筋，腰方形筋，呼気性の機能をもつ胸横筋，広背筋がそれにあたる[5]．

2 慢性閉塞性肺疾患における呼吸に関与する筋の特徴

慢性閉塞性肺疾患（COPD）患者における胸腹部の運動特性の異常には次のようなものがある．
①横隔膜の平坦化による圧発生効率の低下．
②吸気時における胸郭拡大の増加と腹部拡大の減少．
③重症COPD患者では吸息時の下部肋骨内方偏位．気道抵抗の増加と過膨脹のため，呼吸筋酸素消費量が健常人に比べ増加し換気に対するエネルギー効率が悪くなる．

換気予備能も顕著に低下している．安静換気時の換気割合は健常人では最大換気能の約5％であるが，COPD患者では約40％と高い．肺の機能的特性の異常により，①呼吸筋への過負荷，②低酸素血症，③アシドーシス，④電解質異常，⑤低栄養，⑥血流障害などで呼吸筋疲労が生じやすく，横隔膜のみならず胸鎖乳突筋にも呼吸筋疲労が生じることが報告されている．

呼吸器疾患患者では呼吸運動による負荷が健常人以上にかかっているうえに，呼吸以外の運動にも筋が作用することでさらなる負荷を負うことになる．よって呼吸器疾患患者の換気能力を高め換気効率を向上させるためには，換気作用をもつ姿勢制御にかかわる筋を，労作時に効率的かつ協調的に活動させることが重要といえる[5]．

摂食機能障害とポジショニング

摂食機能障害においてポジショニングは非常に有効である．直接訓練として，また実際の食事場面でも摂食機能障害への代償的介入法として頻繁に利用されている．主な姿勢調整の方法を以下に示す（❹[6]）．

❹ 姿勢調整法

代表的な姿勢	論文中の姿勢表記	適応となる摂食・嚥下障害	期待される姿勢調整への効果	対象疾患・症例
頭頸部伸展	head back	咽頭への食塊の送り込み障害	重力を利用し食塊の咽頭への送り込みを促進（ただし誤嚥の危険が高まる）	舌運動障害患者
	head in extension			摂食・嚥下障害者53名
頭頸部屈曲	chin down	嚥下反射遅延・喉頭閉鎖遅延	誤嚥の危険を減少させる	神経機能障害による摂食・嚥下障害者30名
	chin tuck	嚥下反射遅延・喉頭閉鎖遅延	喉頭入口部狭小化などの形態変化	種々の原因による摂食・嚥下障害者30名
	chin down	食塊の咽頭通過遅延	嚥下後咽頭残留の減少	摂食・嚥下障害者
	顎引き頭位（chin down）		喉頭入口部狭小化，喉頭閉鎖強化，舌根部駆出力増強など	健常成人10名
	head in flexion	喉頭閉鎖遅延	喉頭閉鎖機能の代償（誤嚥の危険を減少させる）	摂食・嚥下障害者53名
	頸部前屈	嚥下時咽頭通過時間の検討	食塊の咽頭通過時間短縮	健常成人男性30名
	頸部前屈と体幹後傾の組み合わせ	嚥下時舌圧の検討	体幹後傾角度によらず，頸部前屈にて舌圧一定	健常成人7名
頸部回旋（障害側）	head rotated to damaged side	食塊の咽頭通過障害	非障害側の咽頭を通過させ，食塊の移動を促進	健常者9名 延髄外側梗塞患者5名
	head rotated（その他の手技・姿勢も検討）	食塊の咽頭通過障害	非障害側の咽頭を通過させ，食塊の移動を促進	頭頸部手術患者32名
	head rotated（その他の手技・姿勢も検討）	嚥下後梨状窩残留	頸部回旋にて回旋側の輪状軟骨と咽頭壁を開大させる	嚥下後咽頭残留患者
頭頸部側屈（非障害側）	head tilt to stronger side	食塊の咽頭通過障害	非障害側の咽頭を通過させ，食塊の移動を促進	摂食・嚥下障害者
リクライニング位	体幹後屈角度（垂直位を0°とする）	喉頭閉鎖遅延	誤嚥の危険を減少させる	神経機能障害による摂食・嚥下障害者26名
	side-lying	喉頭閉鎖遅延	誤嚥の危険を減少させる	外傷性脳損傷（症例報告）
	30° reclined sitting position with the neck flexed	喉頭閉鎖遅延	誤嚥の危険を減少させる	脳性麻痺（3〜10歳）による摂食・嚥下障害者6名
	30°仰臥位で頸部前屈	球麻痺；咽頭期障害	誤嚥量の減少	脳幹出血球麻痺患者
	30°仰臥位で頸部前屈	仮性球麻痺；口腔期送り込み障害	重力を利用して食塊を咽頭へ送り込ませる	多発性脳血管障害患者
体幹垂直位	uplight position		誤嚥の危険を減少させる	摂食・嚥下障害者
体幹側傾	lying-down on one side	著明な嚥下後咽頭残留	食塊の咽頭通過を促進し，嚥下後咽頭残留を減少させる	摂食・嚥下障害者

（太田喜久夫．摂食・嚥下に関与する諸因子．才藤栄一ほか〈監〉，鎌倉やよい〈編〉．摂食・嚥下リハビリテーション，第2版．東京：医歯薬出版；2007．p105[6]）

1 体幹のポジショニング

　摂食機能障害に影響を与えるとされる姿勢調整法を❹[6)]にあげたが，体幹直立位よりも体幹角度60°や30°のほうが誤嚥を防げる．このほうが食塊を梨状窩に貯留させてから嚥下反射を惹起させることにつながり，食塊の食道への流入と喉頭閉鎖のタイミングを一致させるため，誤嚥を防ぐ効果がある．

2 頭頸部のポジショニング

　❹にあるように頭頸部の姿勢の効果は多岐にわたり，摂食機能障害に大きく関与する．問題は姿勢の定義が確立されていないことである．よく利用される「chin down」は，頭部屈曲か頸部屈曲か，頭頸部複合屈曲かと判然としない．「chin down」を頭頸部複合屈曲として効果を述べると，①舌圧の増加，②嚥下後喉頭蓋谷残留の減少，③喉頭閉鎖不全の代償などがあげられている．頸部回旋においては回旋側の梨状陥凹を狭くし，食塊を非回旋側の梨状陥凹へと誘導する代償手技となる[6)]．

　実際の臨床場面においては，体幹と頭頸部それぞれのポジショニングを組み合わせて，各患者に最適なポジショニングを設定する．さらに片麻痺など左右どちらか一側に障害がある際には体幹，頭頸部の回旋を組み入れることもある．そのため，ポジショニング設定の際には，2次元的ではなく3次元的に捉えて設定する必要がある．

嚥下に関与する筋群

　嚥下が正常かつ円滑に行われるためには，嚥下に関与する筋が姿勢制御に作用するのでなく，嚥下運動に作用する必要がある．そのため，呼吸状態や全身の筋緊張などを評価したうえで嚥下動態を注意深く観察すべきである．

1 嚥下筋群における非嚥下性活動

　嚥下に関与する筋群を❺[7)]に示す．舌骨筋群が通常でも頭部・頸部屈曲の際に補助筋群として作用するように，嚥下に関与する筋は同時に姿勢制御筋としての作用ももつ．

　呼吸状態の悪い患者に長時間座位をとらせると，姿勢制御にかかわる筋に十分な筋活動が得られず，嚥下にも関与する頭頸部の筋群が代償し姿勢保持に参加する．結果，嚥下時に十分な筋収縮力や協調性が得られなくなる．

　座位・立位など抗重力姿勢を保つことができない患者は，体のどこかの筋が代償して姿勢を保持しようとする．多くは頭頸部にて代償するため，頸部は過伸展し肩甲帯や体幹の筋緊張が亢進し，呼吸障害が起こることになる．

❺ 嚥下に関与する筋群

作用	筋	作用	筋
口唇の閉鎖	口輪筋 頰筋	軟口蓋の挙上	口蓋帆挙筋 口蓋咽頭筋
下顎の固定	側頭筋 頰筋 内側翼突筋	パサヴァン隆起	上咽頭収縮筋
		喉頭の挙上 (喉頭閉鎖)	披裂喉頭蓋筋 外側輪状披裂筋 茎突舌筋 舌骨舌筋 斜・横披裂筋など 甲状舌骨筋
舌骨の固定	顎二腹筋 顎舌骨筋 茎状舌骨筋 オトガイ舌骨筋 甲状舌骨筋 肩甲舌骨筋 胸骨舌骨筋 胸骨甲状筋		
		食道口の開大	輪状咽頭筋の弛緩
		咽頭の収縮	口蓋咽頭筋 中咽頭収縮筋 甲状咽頭筋 下咽頭収縮筋
舌の挙上	顎二腹筋 顎舌骨筋 茎状舌骨筋 茎状舌筋 オトガイ舌筋 舌骨舌筋 オトガイ舌骨筋 縦舌筋	咽頭の挙上	口蓋咽頭筋 茎突咽頭筋
		食道口の閉鎖	輪状咽頭筋
		喉頭の下降 (喉頭開大)	後輪状披裂筋 肩甲舌骨筋 胸骨甲状筋 胸骨舌骨筋
舌後部の挙上	顎二腹筋 顎舌骨筋 茎状舌骨筋 茎状舌筋 舌骨舌筋 オトガイ舌骨筋	食道蠕動	食道筋

(太田清人.頸部・体幹・姿勢のコントロール.Monthly Book Medical Rehabilitation 2005;57:28[7])

2 重力・姿勢反射の影響

　重力は常に体に対し鉛直方向に作用するため，重力の影響は姿勢により変化する．通常，スムーズに嚥下を行うためには正常な筋緊張と張力が必要である．座位での嚥下の際は舌骨上筋群など喉頭を挙上する筋群が，喉頭の重みや立ち直り反応で筋緊張と張力を保つ．そして嚥下運動の際にすばやく力強く喉頭を引き上げる．しかし臥位では舌骨上筋群への重力の影響は減少する．すると嚥下の際は嚥下反射時の筋収縮のみに依存し喉頭挙上するので，座位の嚥下と比較して喉頭を引き上げる力が弱くなる．

　また各々の姿勢において，筋緊張は姿勢反射にコントロールされる(❻)[7]．嚥下に作用する筋群の多くは頸部・体幹に存在するため，嚥下運動以外にも姿勢固定にはたらく．特に立ち直り反応は頭や体幹の位置をコントロールするため，嚥下に関与する筋群は大きく影響を受け姿勢制御に作用しやすくなる．

❻ 主な姿勢における筋緊張の状態

	上肢	下肢	頚部・体幹
背臥位	伸筋優位	伸筋優位	伸筋優位
腹臥位	屈筋優位	屈筋優位	屈筋優位
側臥位	上側：屈筋優位 下側：伸筋優位	上側：屈筋優位 下側：伸筋優位	上側：屈筋優位 下側：伸筋優位
坐位	屈筋優位	伸筋優位	伸筋優位

(太田清人．頚部・体幹・姿勢のコントロール．Monthly Book Medical Rehabilitation 2005；57：29[7])

3 活動レベルの把握

対象者の生活基準により同じ姿勢が，運動もしくは休息レベルとなる．つまり坐位でも寝たきりの人には運動レベルとなり，健常人には休息レベルとなる．設定したポジショニングが運動レベルか，休息レベルなのかを把握することで治療がより効果的になり，対象者の負担も軽減される[7]．

呼吸器疾患を伴う摂食機能障害患者の姿勢へのアプローチ

摂食機能障害と呼吸器疾患のそれぞれの特徴を理解したところで，臨床場面でのアプローチについて述べる．

1 呼吸困難を捉える

呼吸器疾患を伴う摂食機能障害患者の直接訓練または食事場面では「安楽に呼吸ができる」ことが必要である．つまり呼吸困難を誘起させないことが重要なのである．呼吸困難の発生メカニズムは，air hunger（空気飢餓感），sense of efforts（呼吸努力感），chest tightness（圧迫感），ミスマッチなど諸説ある．

種々議論されているなかで興味深いのは，呼吸困難は横隔膜の活動の程度に関係しない．むしろ努力性吸息運動時の補助筋である肋間筋や胸鎖乳突筋の活動程度と相関している．また，COPD患者では上肢をどこにも支えない立位や座位では呼吸困難が強い．このとき，胸鎖乳突筋や斜角筋が活動していた．しかし上肢を支える前屈み姿勢や背臥位では呼吸困難は減少し筋活動も減ることから，呼吸困難と努力性吸息運動時の補助筋の活動の度合が関連していると考えられる[8]．

このように「安楽に呼吸ができる」ポジショニングを設定するには，努力性吸息運動時の補助筋の活動が抑えられるか否かが鍵となる．

2 ポジショニングの設定

最初に次の点を確認する．① 目的，② 30 分以上保持可能か否か，③ 疼痛，④ 疲労，⑤ 筋緊張亢進の有無，⑥ 皮膚の状態，⑦ 意識レベル・精神状

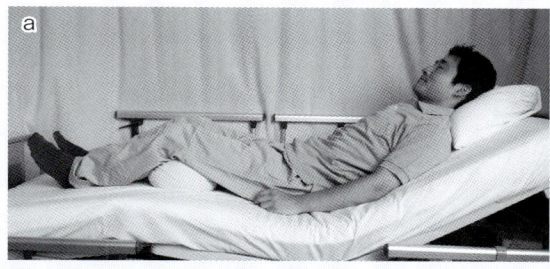

セミファウラー位 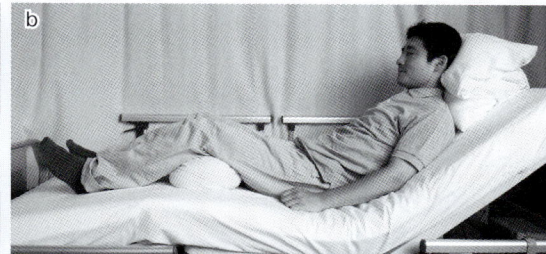　　　　　　　　　　　ギャッジアップ30°

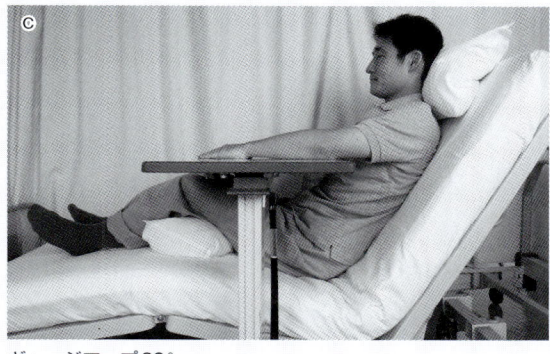

ギャッジアップ60°

❼ セミファウラー位とギャッジアップ座位

態，⑧ 炎症症状の有無，⑨ 体動はコントロールされているか，以上の条件を満たしたうえで「安楽に呼吸ができる」ポジショニングを設定する．

1）セミファウラー位

　セミファウラー位は背臥位でベッドの頭側を上げて上半身を挙上し，膝を15°程度屈曲した体位である（❼a）．背臥位では静脈還流量が増加するため，肺うっ血が助長され呼吸困難となるが，セミファウラー位をとることで静脈還流量が減少し肺うっ血が軽減され，呼吸困難もやわらぐ．

　筋に負担のかからない体位で，抗重力活動に影響されにくく安定した姿勢であるため，リラクセーション，誤嚥防止などに有効である．重症の摂食機能障害を有する患者には適している．しかし窒息のリスクがあるため，実際はより誤嚥のリスクが低いギャッジアップ30〜45°程度が適している（❼b）．抗重力活動の影響が出はじめる姿勢であるが，この姿勢であれば上肢もベッドに支えられているため呼吸補助筋の過度な活動が抑えられる．

　頭頸部は屈曲するよう，若干枕を高くする．過度に顎を引くような姿勢はかえって呼吸困難を惹起することにもなりかねないため，下顎骨下縁と胸骨の間が3〜4横指程度の屈曲が望ましい．しかし視覚情報入力が不十分なため，自力摂取は困難である．自力摂取するのであればギャッジアップ60°でテーブルなどを使用し上肢を支持する姿勢をとるのが望ましい（❼c）．ただし，ある程度の立ち直り反応が必要となるため，座位での持久力が求められる．

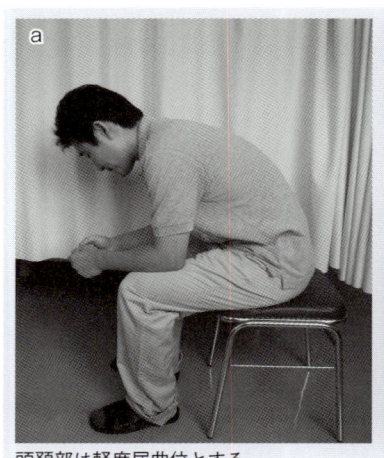

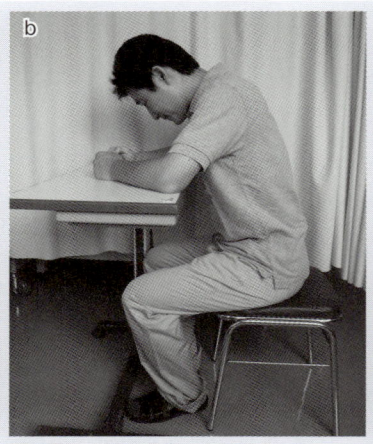

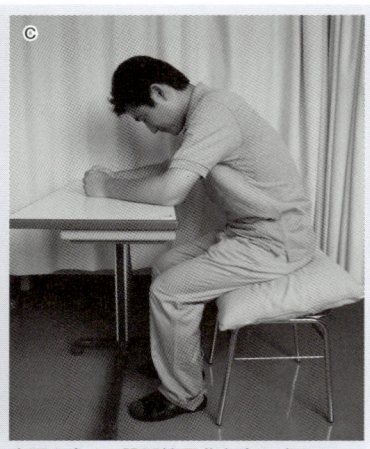

a	b	c
頭頸部は軽度屈曲位とする．	肩甲骨，上肢を固定・支持する．	座面を高くし股関節屈曲角度を減らす．

❽ 前傾座位

2）前傾座位

　前傾座位も安楽体位である．前傾座位で上肢を支持することで，① 頸部の呼吸補助筋が呼吸運動に有効にはたらく，② 前傾座位により腹圧が上昇し横隔膜機能が高まる，③ 静脈還流量が減少し肺うっ血が減少するため呼吸困難が軽減される[9]．

　この姿勢は，口腔期の問題（口唇閉鎖不全，食塊の送り込み障害など）がある患者には禁忌であるが，呼吸と嚥下の協調性（呼吸困難により嚥下性無呼吸が損なわれている場合など）が問題となっている摂食機能障害に対しては有効となりうる．注意すべきは頭頸部の角度であり，頭頸部は軽度屈曲位でないと誤嚥のリスクが高まる（❽a）．両肘をテーブルの上に乗せ肩甲骨，上肢を固定・支持することも忘れてはならない（❽b）．また椅子が低く股関節が過度に屈曲すると，腹腔内臓器が横隔膜を圧迫することとなり呼吸困難をまねくため，90°以上屈曲しないような高さに設定する（❽c）．

　おわりに，リハビリでは「評価に始まり評価に終わる」といわれるように最も重要なことは「評価」である．摂食機能，呼吸機能に限らずすべての身体機能・能力を評価し，画一的なアプローチに陥ることなく各患者に合った最適な姿勢・ポジショニングを行うことが不可欠である．特に強調したい点は，日々のリハビリのなかだけでなく実際の食事場面で評価を行い，姿勢へのアプローチを実践してもらいたい．

（山田誠一郎）

●文献

1) 宇都宮明美. 体位と呼吸管理. 人工呼吸 2010；27（1）：64-67.
2) 木村雅彦. 呼吸理学療法の実践に必要な基礎科学. 神津 玲（編）. 呼吸理学療法最新マニュアル. 大阪：メディカ出版；2005. pp8-20.
3) 佐々木麻巳子. 総論：体位呼吸療法（腹臥位療法）. 呼吸ケア 2009；7（6）：36-44.
4) 丸川征四郎, 馬淵 敏. 急性期呼吸理学療法の最近の知見. 総合リハビリテーション 2004；32（2）：115-119.
5) 山田拓実, 安部 直. 呼吸筋と姿勢制御筋. 呼吸と循環 2000；48（3）：231-239.
6) 太田喜久夫. 摂食・嚥下に関与する諸因子. 才藤栄一ほか（監）, 鎌倉やよい（編）. 摂食・嚥下リハビリテーション, 第2版. 東京：医歯薬出版；2007. pp104-111.
7) 太田清人. 頸部・体幹・姿勢のコントロール. Monthly Book Medical Rehabilitation 2005；57：26-33.
8) 千原幸司, 佐原寿史ほか. 肺障害と呼吸筋障害. 呼吸と循環 2000；48（3）：241-248.
9) 高橋仁美, 宮川哲夫. コンディショニング. 高橋仁美ほか（編）. 動画でわかる 呼吸リハビリテーション, 第2版. 東京：中山書店；2008. pp120-154.

Chapter V

栄養療法

1 呼吸器疾患を伴う摂食機能障害患者の栄養療法

● 呼吸器疾患と栄養障害

　摂食機能障害では，呼吸器疾患を伴う場合が多く，特にCOPD（慢性閉塞性肺疾患）は，高齢者を中心に年々増え続けている．COPD患者は呼吸に伴うエネルギー消費量が多く，栄養障害に陥りやすいことがわかっている．栄養障害のために摂食・嚥下能力がさらに低下して，嚥下機能も悪化するという悪循環が起きるため，早期の栄養療法を実施することが重要である．

　COPDでは，エネルギー消費量が健常者の1.3～1.5倍に増えるとされているため，高カロリー食による栄養療法が有効であるが，摂食機能障害の場合には，食事摂取量が少なくなるため，体重減少が起こり，肺機能とは無関係に呼吸不全への進行や死亡リスクの上昇につながることが知られている．『COPD診断と治療のためのガイドライン．第3版』[1]を参照して，栄養療法の早期介入を実施したい．

● 各栄養障害のリスクマネジメント

1 たんぱく質・エネルギー低栄養状態（protein energy malnutrition：PEM）

　呼吸器疾患を伴う摂食機能障害では，エネルギー消費量が増加する一方で，摂取するエネルギー量は減少するため，たんぱく質とエネルギーの摂取不足による高度な低栄養状態（PEM）が起きる．PEMを予防するためには，少量で高たんぱく・高エネルギーの経腸栄養剤の使用や，経口食での工夫が必要になる．経腸栄養剤は，脂質の多く含まれるものを選択するとよいが，経口で摂取する場合には，摂取能力に応じた形状（ゼラチンゼリー，ムース状など）に調理することも必要である．

2 ビタミン，ミネラルの不足

　経口で摂取できなくなると，たんぱく質，エネルギー量の不足のほかにも，カルシウムや鉄，亜鉛，セレン，葉酸などの微量栄養素の必要量が不足する場合がある．経腸栄養剤に，微量栄養素が添加してあるものを選択して，栄養評価を継続しながら過剰摂取にならないように調整していくことが大切である．

3 褥瘡

長期臥床と栄養障害により，褥瘡のリスクが上がる．そのため，定期的な体位変換や食事管理が重要になる．褥瘡の予防には，たんぱく質や亜鉛などを多く含む食品を摂取するような献立や経腸栄養療法を施行することが必要である．

4 骨粗鬆症

カルシウムは，日本人が最も不足している栄養素であるが，カルシウム不足は高齢者の骨粗鬆症につながる要因の一つである．1日に1回は屋外での軽い散歩や，公園で森林浴などを楽しみながら，ビタミンDの摂取を確保したいが，呼吸器疾患の場合には，運動能力の低下が起こるため，不足しやすい栄養素になる．食事ではカルシウムやマグネシウム，ビタミンD，ビタミンCなどを効率よく摂取できる食事や調理の工夫が必要である．

5 味覚と嗅覚障害

術後や長期栄養不良では，味覚障害が起きる場合がある．特に高齢者では唾液分泌量の低下や，味蕾の減少や変性による味覚認知閾値の上昇があるため，食欲不振の原因になる場合がある．嗅覚機能も老化によって低下するため，調理方法の工夫をして，味に変化をつけることも大切である．

6 便秘と下痢（脱水）

食事摂取量の低下による便秘や，高齢者では，消化した食物のカスを送り出す運動機能が低下するため，さらに便秘になりやすい．また，便秘のために食欲不振になる場合もあるため，食物繊維の摂取と適度な運動が大切である．食事摂取量が少ない場合や運動できない場合には，食物繊維のサプリメントを利用することも大切である．

摂食機能障害では，水分が摂りにくくなるため，1日の水分必要量の不足により脱水が起こる場合がある．また，高齢者では消化能力の低下により下痢になることも多いため，適切な水分量の摂取が必要になる．下痢の予防は，刺激物や脂質の多い食品を控えることと，水様性の食物繊維を多く含む食品（バナナやりんごなどの果物）を摂取するとよい．

腸内細菌を増やすためのシンバイオティクス（synbiotics）は，高齢者の便秘と下痢の予防には効果的である．シンバイオティクスとは，善玉菌＝プロバイオティクス（probiotics）と善玉菌のエサ＝プレバイオティクス（prebiotics）を，一緒に摂ることである．プロバイオティクスの効果は，腸内の善玉菌を増やして腸内細菌のバランスを保つことや，腸内フローラの改善による整腸作用や免疫調節作用があげられる．

❶ SGA（主観的包括的アセスメント）

問診，病歴 （患者の記録）	① 年齢，性別
	② 身長，体重，体重変化率 　　標準体重（理想体重），body mass index（BMI），％標準体重，％体重変化（体重変化率），肥満度
	③ 食事摂取量の変化
	④ 消化器症状
	⑤ ADL（日常生活活動）強度
	⑥ 栄養必要量 　　基礎エネルギー消費量（basal energy expenditure：BEE） 　　安静時エネルギー消費量（resting energy expenditure：REE） 　　たんぱく質（アミノ酸）必要量 　　　［アミノ酸必要量（g）＝エネルギー必要量（投与量）/150×6.25］
理学的所見	① 皮下脂肪の損失状態（上腕三頭筋部皮下脂肪厚）
	② 筋肉の損失状態（上腕筋肉周囲）
	③ 腫（くるぶし，仙骨部）
	④ 腹水
	⑤ 毛髪の状態

水分必要量は，一般に投与エネルギー量（kcal）と同量（mL）か，体重（kg）×30〜35（mL）で求めることができる．心不全，腎不全など水分制限がある場合は減量が必要になるので注意する．

栄養アセスメント

COPD患者の栄養状態は，体重変化率や食事摂取の状況，ADLの変化などを評価するSGA（主観的包括的アセスメント）で行う（❶）．1か月に3kg以上の体重減少がみられた場合には，早急な栄養補給が必要になるため，適正な栄養アセスメントを行うことが重要である．

1 SGA（主観的包括的アセスメント）

必要エネルギー量は一般にHarris-Benedictの式で基礎エネルギー消費量（basal energy expenditure：BEE）を求め，これに活動係数（active factor：AF）と傷害係数（stress factor：SF）を乗じて求める．COPDでは傷害係数1.1〜1.3を用いる．

たんぱく質必要量は，代謝亢進や低アルブミン血症の程度から0.8〜2.0g/kg/日の範囲で，また非たんぱく熱量（NPC）/窒素（N）比が一般に150〜200程度になるよう算出する．著明な代謝亢進，たんぱく需要増大があれば，2.0〜4.0g/kg/日（NPC/N比80〜120）まで増量する．

脂質必要量は，経腸・経口摂取では一般に必要エネルギー量の20〜30％である．COPDは，換気障害を伴う呼吸器疾患であるため，代謝の過程で発生するCO_2産生抑制のために呼吸商（RQ）の低い脂質（RQ 0.7）

の割合を多く，呼吸商の高い糖質・炭水化物（RQ 1.0）の割合を少なくするほうが有利であり，糖尿病の場合も同様に血糖上昇を防ぐため脂質の割合を増量（〜60％）する．

糖質必要量は，必要エネルギーからたんぱく質と脂質のエネルギーを減じて求める．

ビタミンおよび微量元素は，特に欠乏症がなければ必要所要量を投与する．

2 栄養摂取方法のアセスメント

患者の背景を考慮して，摂食・嚥下機能評価を行う必要がある．評価時期は入院日から 3 日目くらいに，下記の項目別に○×で評価する[2]．
① 先行期：意識レベル，食事内容の認識ができるか（高次脳機能障害の有無）．
② 準備期：食物を咀嚼して食塊形成できる．
③ 口腔期：食塊を咽頭へ送り出せる．
④ 咽頭期：食塊が食道をスムーズに通過できる．
⑤ 食道期：食塊が食道内に入り，下部食道括約筋をスムーズに通過できる．

3 COPD 患者の栄養管理

COPD の安定期では，食事と経口栄養補給療法が中心となる．％IBW が 90％未満（BMI＜20 kg/m^2）の体重減少や，進行性の体重減少が認められれば，栄養アセスメントを行い，栄養補給を検討する．中等度以上の体重減少（％IBW＜80％）では早急に栄養アセスメントを行い，適切な栄養補給を実施する．総エネルギー摂取量の目標を実測 REE の 1.5 倍または予測 REE（Harris-Benedict の式より求めた基礎エネルギー消費量）の 1.7 倍にする必要があり，経腸栄養剤を使用した栄養管理となる．また，呼吸リハビリテーションを同時に施行しながら，経時的な管理を行うことが重要である．

摂食機能障害患者の栄養療法

1 経管栄養療法

経口で安全に摂取できない場合は，誤嚥性肺炎や栄養障害を起こす危険があるため，まず経管栄養療法で栄養状態を良好に維持する必要がある．

経鼻経管栄養法や経皮内視鏡的胃瘻造設術（percutaneous endoscopic gastrostomy：PEG），経皮内視鏡的腸瘻造設術（percutaneous endoscopic jejunostomy：PEJ）は，効率的に必要栄養量が確保できるが，呼吸器疾患患者の場合には，胃食道逆流性の誤嚥の危険も考えられるため，

経腸栄養剤の粘度の選択や，ギャッジアップ30°程度の保持時間の管理を行うようにする．

2 経口栄養療法

摂食機能障害患者において，経口で安全に摂取するためには，嚥下機能障害度を評価する必要がある．「水飲みテスト」「反復唾液嚥下テスト（repetitive saliva swallowing test：RSST）」などで評価できるが，「水飲みテスト」は不顕性誤嚥（silent aspiration）を見逃す可能性があり，むせの問題があると指摘されている[3]．

経口で食事を開始する場合には，患者の嚥下能力に適した嚥下食が提供される．嚥下食は咀嚼や食塊形成を補い，咽頭残留や誤嚥しにくいものである．また，少量でも高エネルギーの摂食が必要とされる．

COPDは呼吸器疾患であるため，消化管に問題がない場合には，食事の形状などを工夫して，効率的に栄養を摂取することが重要になる．栄養障害が高度になってからの介入では間に合わない場合が多い．また，COPD患者は，一度に必要な栄養量を摂取しにくいため，アイスクリームやスフレケーキなど，脂質量を多く含む食品を間食に勧めることも大切である．脂質は9 kcal/gと，たんぱく質や炭水化物の4 kcal/gと比べ高カロリーである．また，呼吸換気系への負担も軽く，脂質の呼吸商が0.7なのに対し，たんぱく質は0.8，炭水化物は1.0と，脂質が最も適切なエネルギー源である．脂質量に考慮した医療用濃厚流動食（プルモケア®-Ex〈アボット社〉，ライフロンQL®〈三和化学研究所〉）も利用したい．

● 嚥下食と栄養管理

1 嚥下食の定義と分類

嚥下に適した食事とは，咀嚼や食塊形成を補い，咽頭残留や誤嚥しにくいものである[2]．実際に「嚥下食」や「介護食」とよばれる食事が，施設や在宅で提供されるが，その定義や分類は確立されていないのが現状である．「嚥下食」と「介護食」の違いを把握して，一定の基準に基づく栄養管理が重要である．

また，各施設の嚥下食が統一されていないため，転院時などに混乱を招く場合もある．嚥下食を提供する場合は，個々の患者の摂食・嚥下状態を適正に評価し，障害程度や嗜好に合わせた衛生的に調理された食事の提供が望まれる．

2 嚥下食の形態

嚥下食の形態は，①密度が均一である，②適当な粘度があり，食塊形成しやすい，③口腔や咽頭をなめらかに通過する，④べたつかず粘膜に付着

❷ 嚥下食の形態

嚥下食に適した食形態	① 密度が均一である ② 適当な粘度があり，食塊形成しやすい ③ 口腔や咽頭をなめらかに通過する ④ べたつかず粘膜に付着しにくい
摂食意欲を引き出す食形態	① 嚥下に適した温度である ② 嗜好に合わせた食事である

❸ 摂食・嚥下しにくい食品

① 水分（水，お茶，味噌汁，ジュースなど）
② 酸味の強いもの（酢の物，柑橘類など）
③ パサつくもの（焼魚，ゆで卵，カステラ，ふかし芋，おからなど）
④ うまくかめないもの（かまぼこ，こんにゃく，いかなど）
⑤ 喉にはりつくもの（餅，チーズ，わかめ，バターロールなど）
⑥ 口蓋にはりつくもの（焼きのり，蒸しパン，ウエハースなど）
⑦ 粒の残るもの（ピーナッツ，大豆，ごまなど）
⑧ 繊維の強いもの（ごぼう，ふきなど）
⑨ 水分と固形物に分かれるもの（スイカ，梨，高野豆腐など）

しにくい[3]など，ゼラチンにより調理されたゼリー食が理想的な形態である（❷）．

舌麻痺などの運動障害がある場合は，ゼラチンゼリーでは，咽頭への送り込みができず，口腔内でゼラチンが溶解して危険である．ムセを併発する場合もあるため，増粘剤や介護用に開発されたやわらかい寒天などの利用も有効である．その場合は，口腔内温度で溶解しないため，摂取量が多いと窒息の原因になる．患者の障害に合った適切な食品選択を行うことが重要である（❸）．

また，患者が食欲不振の場合にも，摂食・嚥下機能を低下させるため，摂食意欲を引き出す，①嚥下に適した温度，②嗜好に合わせた食事[4]を考慮することが必要になる．

3 嚥下食の栄養量

嚥下食の作成には，ゼラチンや増粘剤が使用されるため，ある程度の水分が必要となり，食事の容量は増加する．そのため，容量が多く栄養量は低い食事になる．特に重度障害の患者では，摂取量が少なくなるため，経管栄養法を併用しないと，エネルギーやたんぱく質，ミネラル不足が問題となる．また，経腸栄養剤をゼラチンで固めて提供するなどの工夫も必要である．患者の嗜好に合わない場合は，経腸栄養剤にフルーツを加え，ミキシングして固めるなど「おいしい食事」として提供することも大切である．

4 食事のアップ方法

食事のアップ方法は，一度に次の食事にステップアップするのではなく，一品ずつアップさせていくことがコツである．

摂食機能障害では，食事時間が長くなると疲れてくるので，摂食・嚥下能力も低下してくる．患者の様子を観察しながら30分以内の時間で食事アップを試すようにする．食事を次の段階に進めても，摂取できない場合

❹ 食事介助マニュアル（例）

1. まず食事内容を患者に知らせる．嚥下食を目で見て確認させ（認知期），それが無理な患者には，介助者が言葉で食事内容を知らせる
2. 使用するスプーンは，一口大くらいの大きさのものを選び，氷水などで湿らせてから使用する
3. 最初の一口は，水分の多い嚥下しやすいゼリー食とし，口腔内を潤す．次に舌の少し奥中央に，スプーンをのせて食塊をおく
4. 一口の量は，スプーンに軽く盛り付けた量にする．食塊量は極端に多くても少なくても嚥下しにくい
5. スプーンを口腔内から取り出すときに，上唇にスプーンをそっとあてながら取り出して，患者に「口腔内に異物がなく咀嚼してもいいです」と合図する
6. 喉頭挙上の有無は一口ごとに目で確認する．確認できたら，二口目からはリズムよく続けて食事介助する．ムセたり，疲れたりした場合は休む．また，ムセた場合は落ち着くまで休憩し，水分の多い嚥下しやすいゼリー食から再開する
7. お粥などの粘性の強い食事がある場合は，水分の多い嚥下しやすいゼリーと交互に与える（交互嚥下）
8. 食事の最後には必ず，口腔内に残食がないか確認する

（中東真紀．嚥下食の基礎知識と食形態選択時に気をつけたいこと．臨牀看護 2009；35（4）：3[5]）．

や，摂取量が増えない場合には，一度もとの食事に戻す配慮も大切である．

食後の薬は，嚥下食を80％ほど摂食したところで，飲み込みやすい水分補給用のゼリーなどに混ぜると，摂取しやすくなる．嚥下食を完食したあとでは，疲れてしまい飲み込みにくくなるため，注意が必要である．

5 食事介助

自分で食べることが理想であるが，摂食機能障害患者では食事介助が必要な場合が多い．適切な食事介助によって，患者の摂食意欲を引き出し，安全に栄養を摂ることができるが，介助者が交替することで，食べられなくなることも多い．患者に合った「食事介助マニュアル」を作成し，誰でも同じ介助方法ができるようにしておくことが重要である（❹）[5]．

食事介助を行う者は，看護師や言語聴覚士，介護士，家族などさまざまであり，1日3回の食事が交替で行われることが多いため，マニュアルの準備は必要である．

6 適切な自助具の選択

リハビリテーションによって，ある程度自分で食べられるようになったら，摂食しやすい食器や食具を選択することが大切である．患者の一口量に合わせた適切量（嚥下食）を口腔内に運ぶためには，少し小さめの薄く浅いスプーンが使用しやすい．作業療法士の協力を得て，患者に合った食べやすいスプーンを作成してもらうことも重要である．

現在の日本人は，西洋料理や中国料理など海外のさまざまな料理を食べ

❺ 許可基準（えん下困難者用食品）

	許可基準Ⅰ	許可基準Ⅱ	許可基準Ⅲ
硬さ（一定速度で圧縮したときの抵抗）（N/m²）	$3×10^3〜1×10^4$	$1×10^3〜1×10^4$	$3×10^2〜2×10^4$
付着性（J/m³）	$3×10^3〜1×10^4$	$1×10^3〜1×10^4$	$3×10^2〜2×10^4$
凝集性	0.2〜0.6	0.2〜0.9	―
参考	均質なもの（たとえば，ゼリー状の食品）	均質なもの（たとえば，ムース状またはムース状等の食品）	不均質なものも含む（たとえば，まとまりのよいおかゆ，やわらかいペースト状またはゼリー寄せ等の食品）

（厚生労働省．特別用途食品制度のあり方に関する検討会〈報告書〉．http://www.mhlw.go.jp/[6]）

ることがあるため，食器・食具も種類が多い．しかし，高齢者にとっては慣れ親しんだ箸を使った食事が，食欲を増進させ，QOLを向上させる．軽度な障害の場合には，嚥下食を箸で安全に食べることができるような工夫も大切なことである．

7 嚥下食の統一基準

嚥下食や介護食の基準については，各施設で作成され，統一されていないのが現状である．1994年に厚生労働省が制定した「高齢者用食品群別許可基準」では，「そしゃく困難者用食品」「そしゃく・えん下困難者用食品」として硬さと粘度の規格が提示されている．実際に提供される嚥下食は，食形態により物性が変化するため，規格基準の見直しが検討されていた．2009年4月には，新しい許可基準「えん下困難者用食品」（❺）[6]が制定された．

新しい許可基準ではⅠ〜Ⅲの3段階で，硬さ，付着性，凝集性の規格が表示してある．測定機器がないと施設の嚥下食の分類が検討しにくいが，全国統一の嚥下食基準として利用したい．『嚥下食ピラミッドによる嚥下食レシピ125』[7]では，物性やレシピについて詳しく明記してあるので参考にしたい．

また，2011年8月に，日本摂食・嚥下リハビリテーション学会嚥下調整食特別委員会より「嚥下調整食5段階試案」が報告された（❻）[8]．この基準では，「嚥下障害重症度」と「咀嚼障害重症度」が記されているため，患者の評価を適切に行うことも大切になる．また，「えん下困難者用食品」「嚥下食ピラミッド」「高齢者ソフト食」「ユニバーサルデザインフード」との互換性も示してあるので，今後の施設基準として参考にしたい．

8 在宅での栄養管理

摂食機能障害が改善された場合，在宅での栄養管理になるが，退院後に誤嚥性肺炎を起こして再入院になるケースが多い．入院中に患者の家族や

❻ 嚥下調整食5段階試案

コード	名称	内容・特徴	備考	互換性	嚥下障害重症度	咀嚼障害重症度
1	嚥下訓練ゼリー食	重度の症例に評価も含め訓練する段階 均一で，付着性，凝集性，硬さに配慮したゼリー 残留した場合にも吸引が容易なもの 少量をすくってそのまま丸のみ可能		嚥下食ピラミッドL0 特別用途食品Ⅰ	重度	重度
2	嚥下調整ゼリー食	付着性，凝集性，硬さに配慮したゼリー・プリン状のもの 口腔外でスプーンですくって食塊状にすることができる	肉・魚などのすり身のゼリーでも，やわらかさやなめらかさが適切ならここに入るものもある	嚥下食ピラミッドL1L2 特別用途食品Ⅱ	中等度	重度
3	嚥下調整ピューレ食	咀嚼は不要 ピューレ・ペースト・ムース・ミキサー食などのうち，べたつかず，まとまりやすいもの 粒状のものが混在した不均一なものでも，その粒が十分やわらかく，また小さければ（飯粒半分程度）ここに含まれる	ミキサー食のうち，管を通すことのできるようなもの，飲むことが主体になるようなサラサラの液体状のものはここに含まれない．ある程度形があり，スプーンで食べるものである	嚥下食ピラミッドL3 特別用途食品Ⅲ UD定義の4 （UD：ユニバーサルデザインフード）	軽度	重度
4	嚥下調整やわらか食	形があるが，歯がなくても押しつぶしが可能で，かつ食塊形成や移送が容易で，咽頭でばらけず嚥下しやすいように配慮されたもの 例）つなぎを加えてあるやわらかいハンバーグの煮込み 大根や南瓜のやわらかい煮込みで汁にもとろみのついたもの 酵素処理した肉・魚・根菜など	2との違いは，2ではペーストをゲル化剤などで再形成したようなものが主となるが，4では自然な外観のものでかつ物性に配慮されたものが主となる いったんすりつぶしてから再形成したような市販介護食は物性によって2〜4のいずれかに入る	嚥下食ピラミッドL4 高齢者ソフト食 UD定義の3	軽度	中等度
5	嚥下調整移行食	誤嚥と窒息のリスクを配慮して素材と調理方法を選んだ食事 硬くない，バラけにくい，貼りつきにくいもの 箸で食べられるものも含む 箸やスプーンで切れる，ナイフは不要	シチューなど，一般食でもここに入るものもある 標準的要介護高齢者対応食	嚥下食ピラミッドL4 高齢者ソフト食 UD定義の1・2	軽度	軽度

（日本摂食・嚥下リハビリテーション学会嚥下調整食特別委員会．嚥下調整食5段階試案．http://www.jsdr.or.jp/news/news_all/news_20111012.html[8]）

❼ ユニバーサルデザインフード

区分	区分1 容易にかめる	区分2 歯ぐきでつぶせる	区分3 舌でつぶせる	区分4 かまなくてよい	とろみ調整
かむ力の目安	かたいものや大きいものはやや食べづらい	かたいものや大きいものは食べづらい	細かくまたはやわらかければ食べられる	固形物は小さくても食べづらい	飲み物や食べ物に，とろみをつけて飲み込みやすくするための食品（ゼリー状にできるものもある）また，水などに溶かすと，とろみのついた飲み物や食べ物になるタイプもある
飲み込む力の目安	普通に飲み込める	ものによっては飲み込みづらいことがある	水やお茶が飲み込みづらいことがある	水やお茶が飲み込みづらい	

（日本介護食品協議会．ユニバーサルデザインフード．http：//www.udf.jp/[9]）

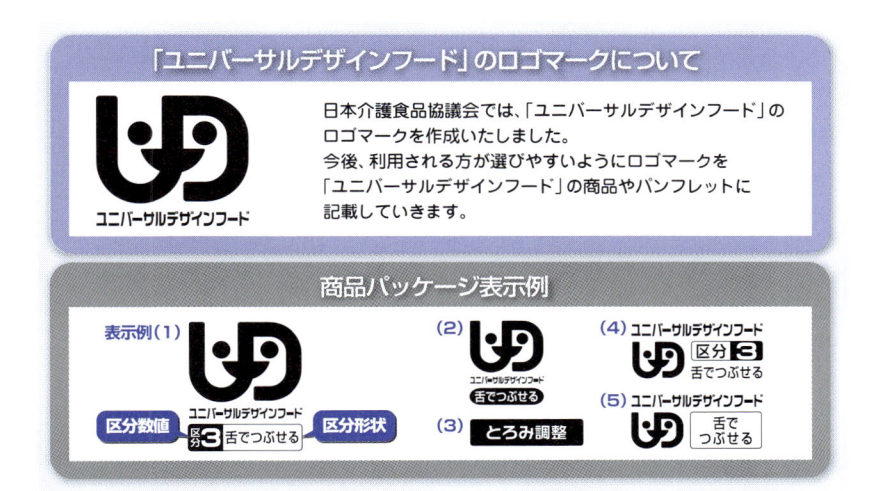

❽ ユニバーサルデザインフードのロゴマーク

（日本介護食品協議会．ユニバーサルデザインフード．http：//www.udf.jp/[9]）

在宅で介護するスタッフに教育することも重要な課題である．

　在宅で管理する場合は，日本介護食品協議会の「ユニバーサルデザインフード」を活用すると便利である（❼，❽）[9]．市販されている介護食の基準規格があるため，患者に合わせた規格の食品を購入し，提供することができる．すべての食事を手作りすることが困難なケースや，家族の介助を軽減するためにも利用したい．

9 嚥下食作成の現状と問題点

　患者に合った嚥下食の作成には，栄養科の協力が大切である．実際の現場（厨房）では，20種類以上の治療食を作成するため，個別対応による作業の煩雑化や食事費用の問題がある．嚥下食委員会などを立ち上げて，患者の情報交換や，勉強会などを開催し医療スタッフ全員の意思統一を図ることが重要である．

10 摂食・嚥下訓練

2009年に「日本摂食・嚥下リハビリテーション学会医療検討委員会」で，基礎訓練（間接訓練），摂食訓練（直接訓練）の手技について，一定の方法を示す「訓練法のまとめ」が作成された．「頸部回旋」「交互嚥下」や「スライス型ゼリー丸飲み法」「複数回嚥下」などの訓練法についてである．直接訓練に使用する嚥下食も，さらに改良していくことが必要である．

まとめ

　COPD患者は，早期の栄養療法が必要になるが，運動療法，薬物療法，酸素療法などを含む包括的呼吸リハビリテーションの一環として実施される．効果的な栄養リスクマネジメントを実施するためには，患者個々に合った適切な評価と適切な食事の提供が重要となる．

　呼吸器疾患を伴う摂食機能障害患者にとって，高エネルギーかつ安全・安心でおいしい食事は，食欲を増進させ，栄養状態を改善するため，摂食・嚥下訓練の効果も上げることになる．さらに，適切な運動療法と併用すれば，体筋肉量（除脂肪体重）は増え，運動耐用能は改善する．

　QOL，ADLの向上，予後の改善につなげるには，医療チームで管理していくことが大切である．

〔中東真紀〕

文献

1) 日本呼吸器学会COPDガイドライン第3版作成委員会（編）．COPD診断と治療のためのガイドライン．第3版．東京：メディカルレビュー社；2009．
2) 向井美恵ほか（編）．摂食・嚥下障害の理解とケア．Nursing Mook 20．東京：学習研究社；2003．p.92．
3) 才籐栄一．老年者の摂食・嚥下障害の評価法と訓練の実際．歯界展望 1998；91（3）：649-656．
4) 中東真紀．重症度に応じた嚥下障害食と食事介助方法の標準化の試み．日摂食嚥下リハ会誌 2005；9（1）：71-75．
5) 中東真紀．嚥下食の基礎知識と食形態選択時に気をつけたいこと．臨牀看護 2009；35（4）：3．
6) 厚生労働省．特別用途食品制度のあり方に関する検討会（報告書）．
　http://www.mhlw.go.jp/
7) 江頭文江ほか（編）．嚥下食ピラミッドによる嚥下食レシピ125．東京：医歯薬出版；2007．
8) 日本摂食・嚥下リハビリテーション学会嚥下調整食特別委員会．嚥下調整食5段階試案．
　http://www.jsdr.or.jp/news/news_all/news_20111012.html
9) 日本介護食品協議会．ユニバーサルデザインフード．
　http://www.udf.jp/

❷ 摂食機能障害患者の食事（嚥下食）

● 摂食機能障害患者の食事ケアの概要

摂食機能障害患者の食事では，食事姿勢や食べやすい食具の工夫，食事形態や1回の提供量など，細部にわたり注意が必要である．誤嚥による肺炎は致命的なリスクの一つとなりうる．誤嚥することで，その食べ物や飲み物は大きなリスクファクターとなる．適切な栄養補給と食形態は，誤嚥性肺炎を予防することができる．

● 摂食機能障害患者の食事ケアのポイント

摂食機能障害患者の食事ケアのポイントには，食事の質（食形態）や量（1回の摂取量），食事の回数などがあげられる．

1 食事の質（食形態）

摂食機能障害と一言にいっても，その障害レベルや状態により食形態の対応は異なる．咀嚼や嚥下に関する難易度を分類し，数段階の食形態により対応する．また誤嚥しやすい液体状にはとろみをつけるなどの工夫も必要となり，とろみの濃度にもさまざまな対応が求められる．

2 1回の摂取量

栄養学的に必要であるとはいえ，1食の提供量（ボリューム）が多ければ，食事にかかる時間は長くなり，疲労の蓄積につながる．疲労は誤嚥のリスクを高めるだけではなく，食欲不振もまねく．個々に合わせて1食の提供量を減らしたり，食事時間を30分や40分などと決めたりすることで，疲労を抑え，食事を進めることができる．ただし，単に食事提供量を減らしただけでは1日のトータルの栄養摂取量が不足してしまうため，少量で高栄養となるような工夫をしたり，間食など3食以外の時間で補ったりすることが必要となる．

3 食事の回数

食事の回数は，単に機械的に1日何回ということではなく，食欲，空腹感，食事をするための体力，誤嚥の程度など，さまざまなことを考慮して決めていく．前述のように，疲労感が強いために補食により食事回数を増やす事例もある．食べる回数が増えれば，その都度口腔ケアを行う負担が

a：一般食（常菜，から揚げ），b：軟菜（ソフト大学いも），c：軟菜（リンゴコンポート），d：ムース状（ニンジンムース），e：ペースト状（ひじきの煮つけ）．

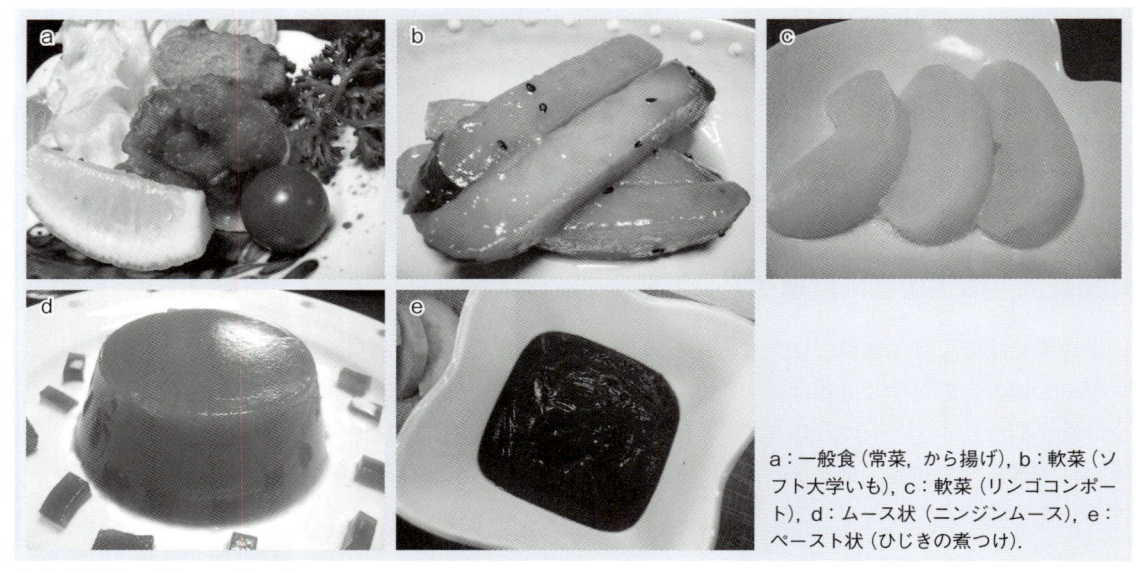

❶ 摂食機能を考慮した嚥下食

増し，摂食条件を整えたり，見守り，介助などが必要となる．

摂食機能障害患者の食形態

1 摂食機能を考慮した嚥下食

　食形態の段階は病院や施設により異なることが多く，ゼリーやペースト状，マッシュ状，一口大，軟菜と名称もさまざまである[1]．そのため最近では，嚥下食ピラミッドやユニバーサルデザインフードなど，嚥下食や介護食の目安となるものが紹介されてきた[2-4]．病院や施設などでは，ミキサー食（ペースト状）の次にきざみ食が提供されることも少なくない．きざみ食は，口腔や咽頭でばらばらになり残留しやすく，誤嚥のリスクが高いため，摂食機能障害患者には適さない[5]．
　本項では，一般食（常菜）を基準に，軟菜，ムース状，ペースト状，ゼリー状の食形態を紹介する．

1）一般食（常菜）

　咀嚼や嚥下機能に問題ない場合に提供される（❶a）．主食は米飯，めん類，パンなどとし，副食は肉や魚のメニューから野菜料理，スープ類など一般的な料理が提供される．

2）軟菜

　咀嚼機能に問題がある患者が対象で，硬いものがうまく噛み切れないため，生野菜や硬いものは提供せず軟らかく調理したものを提供する（❶b, c）．前歯（切歯）による噛み切り動作ができないとき，また上肢の麻痺や体幹の不安定から食べ物を口に運ぶ摂食動作が不十分であるときは，一口

大に切って食事を提供する必要がある．料理の大きさや形は一般食と変わらないものから一口大，硬さも歯茎でつぶせる，舌でつぶせるなどの基準がいくつかある．

3）ムース状

食材または軟菜に加水し，ミキサーにかけたものを加熱し，ゲル化剤を加えて，冷やし固めたものである（❶d）．「食塊」そのものであり，比較的重度な嚥下障害があっても，飲み込みやすいとされている．ムースやババロアなども含まれる．

料理としては，生クリームや乳化した油脂を加えたカボチャムースやサーモンムース，青菜のよせものなどがある．最近では60℃でも溶解しないゲル化剤が流通し，主に副食としての使用が進んでいる．

ムース状は食塊としてまとまっているので，舌による押しつぶしが必要な食形態である．

4）ペースト状

軟菜をフードプロセッサーやミキサーにかけてペースト状に調理および加工したものである（❶e）．このとき，食材や料理に含まれる水分を考慮し，加水したり，とろみ調整食品を加えたりする．とろみ調整食品は加えすぎると，粘性が強まりおいしさも減少する．

ペースト状は，舌で押しつぶす機能が低下している患者にも提供できるが，口腔内での食塊形成保持能が低い患者には，咽頭流入へとつながるため注意が必要である．

5）ゼリー状

ゼラチンゼリーは，❷のような特徴があり，重度の摂食機能障害患者に第一選択されやすい．ゼリーといっても，ゼラチンゼリー以外に，寒天ゼリー，その他市販されているゲル化剤にはその中間の食感の商品がいくつか出ており，それぞれ特徴が異なるため，その特徴を理解し，選択していかなければならない．

お茶ゼリーは，食事中の咽頭残留物除去のための交互嚥下として利用するには有効である．また，摂食機能評価や開始食として果汁などのゼリーが用いられる．

2 誤嚥を予防するための水分摂取方法

1）とろみ調整食品の特徴とその使い方

誤嚥しやすいものの一つに「液体」がある．液体はとろみをつけることで安全に飲み込むことができるといわれている．液体にとろみをつけるのは，咽頭の通過速度を遅くし，嚥下反射のタイミングを合わせやすくするためである．

とろみをつけるには，片栗粉やくずなどが用いられるが，これらはでんぷんを糊化するために加熱する必要があり，冷たいジュースや飲み物には

MEMO

ゲル化剤
液体を固形状に固めるために使われる．たとえば，ゼラチンや寒天などがあるが，嚥下食用に加熱冷却など調理しやすい製品が出てきている．

❷ ゼラチンゼリーが嚥下食として適している理由

- 食塊としてまとまっている
- 流動性が弱く適度な粘性がある
- 咽頭通過に際し変形性がある
- 口腔や咽頭でばらばらになりにくい
- 体温で溶け，表面が滑らかになる
- 体温で溶け，液体になるため，誤嚥時に吸引しやすい

向いていない．これを補うために，温度や味に関係なく，とろみをつけることができるとろみ調整食品が市販されている．とろみ調整食品には，でんぷんを主体としたもの，グアーガムを主体としたもの，キサンタンガムを主体としたものがあり，最近ではキサンタンガムを主体としたものが，色が濁ることや味や香りの変化も少ないため，使いやすいとされている．

各社からさまざまなとろみ調整食品が市販されているが，どの商品にも共通していえることは，使用濃度が高くなれば硬さや付着性（べたつき感）が増すということである．硬さや付着性が増すと，口腔内や咽頭への残留が増し，べたべたして飲み込みにくくなる．とろみ調整食品は，同じ硬さに調整しようとしても添加する量（使用濃度）が商品により異なる．したがって，一般に何％の使用が適していると決定できず，医療や介護の現場できちんとした基準がないまま使われているのが現状のようである．

2）とろみ調整食品を選ぶときの注意点

とろみ調整食品を選ぶには，お茶にとろみをつけ，各社で比較してみる．濃度は低濃度から高濃度まで3種類程度を準備する．また，とろみ調整食品を，お茶や汁物，イオン飲料など，さまざまなものに使用してみる．飲み物により使用濃度が異なるので，以下の点に注意する．

(1) だまになりにくいか

どんなに機能性にすぐれていても，調整時にだまになってしまえば扱いにくい．特に，少し濃度のある牛乳や濃厚流動食などに混ぜるときには注意が必要である．基本的には混ぜる液体を攪拌しながら，少しずつとろみ調整食品を加える．

(2) 透明性はあるか

お茶などに加えると濁ってしまうものがある．見た目が悪いと，継続的に使用されないことがある．

(3) べたつき感

適度なとろみはよいが，ある程度濃度が高くなるとべたべたしてしまい，口腔や咽頭残留を助長し，誤嚥のリスクが高まる．適切な使用濃度をイメージしながらも，商品による差がないか確認する．

(4) とろみのキレ

とろみをつけ，スプーンですくい落としたときのしずくの落ち方をみる．キレはよいほうがよい．

(5) 味や香りの変化

無味無臭とうたわれていることが多いが，使用量が増えれば味や香りに影響が出る．できるだけ味や香りの変化が少ないものを選びたい．

(6) 経時的変化

従来のとろみ調整食品は，液体に添加してから時間がたつにつれて，付着性が増していくことが多かった．現在は，とろみが安定するまでの時間も短縮されてきているが，各社で差がある．

MEMO

グアーガム
グアー豆の胚乳部から得られる水溶性の天然多糖類．

キサンタンガム
とうもろこしなどのでんぷんを細菌により発酵させて作られる多糖類．

加熱しても軟らかくなりにくいもの	厚みのないもの	酸っぱいもの
かまぼこ，こんにゃく，貝類，いか，ハム，油揚げ，きのこ類，長ねぎ，しらたき，もやし	焼きのり，わかめ，レタス，きゅうり	酢の物，かんきつ類

	パサパサしたもの	液状のもの
	パン，ふかしいも，ゆで卵，焼き魚，凍り豆腐	水，お茶，すまし汁，味噌汁

硬いもの	繊維の強いもの	パラパラしてまとまりにくいもの
ナッツ類，さくらえび，ごま，煎り大豆，焼き肉，生野菜	青菜類，ごぼう，たけのこ，れんこん，かんきつ類の房，パイナップル	きざみ食，ふりかけ，佃煮，長ねぎ

噛みにくい ←――――――――――――――→ 飲み込みにくい

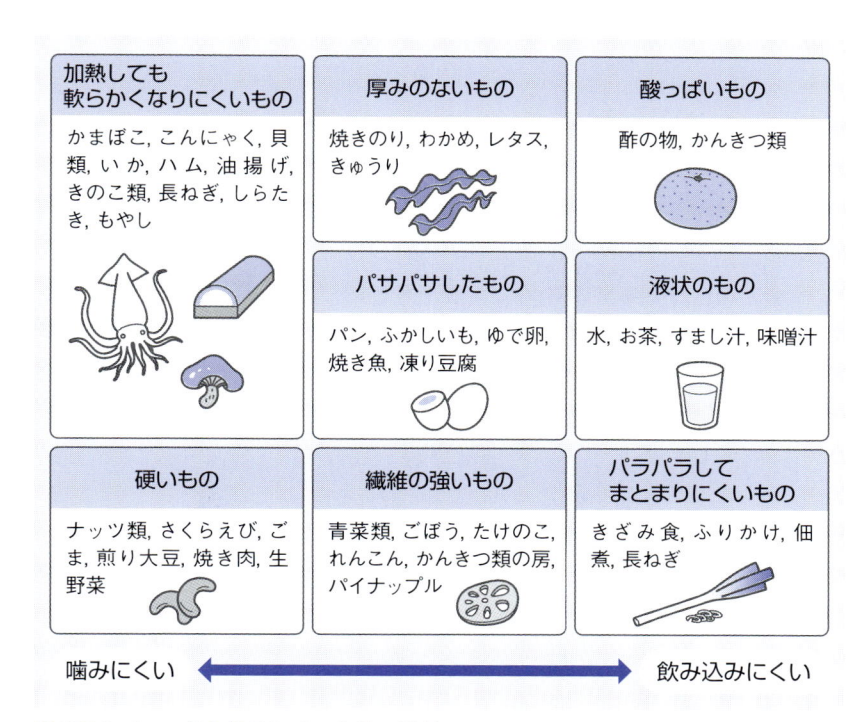

❸ 噛みにくい，飲み込みにくい食品・料理
（江頭文江．嚥下食常識のウソ・ホント．在宅生活を支える！これからの新しい嚥下食レシピ．東京：三輪書店；2008．p118[5]）

3）とろみ調整食品の使用上の注意点

とろみ調整食品は，使用濃度の高いもの（たとえば2％や3％のお茶）は硬くなり，べたべたし，味や香りも変化していることが多い．液体を誤嚥せず安全においしく飲むためには，適度なとろみは必要だが，濃い濃度では付着性が高いために，口腔・咽頭残留も多くなる．重度の摂食機能障害患者では，とろみでの調整よりゼリーに調整したもので水分摂取を勧める場合もある．「とろみ」と「ゼリー」とは物性がまったく異なる．見た目の硬さが似ていても，とろみはべたべたし，ゼリーは付着性が低く，喉ごしがよい．

3 きざみ食に代わる食事とその工夫

咀嚼・嚥下しにくい食品，料理を❸[5]に示す．
咀嚼や嚥下機能に考慮した料理を作るとき，まずその食品や食材の特徴を知ることが重要である．

1）加熱しても軟らかくなりにくいもの

かまぼこやハム，こんにゃく，きのこ類，貝類，油揚げなどは，細かく切っても，ばらばらになるだけで，口腔内でうまくまとめることができない．特にサラダの中に入っているハムやかまぼこなどの加工食品は硬く，そのものが誤嚥の危険性がある．練り製品のなかでははんぺんが比較的軟

らかく，いわしのつみれなどもつなぎを入れて軟らかく作れば比較的問題は少ない．

油揚げは表面の硬さのため細かく切っても変わらない．煮ても軟らかくならず，噛み切りにくいものの一つである．いなり寿司は高齢者に好まれるが，普段はむせないような人でもむせてしまうことがあり，注意が必要である．

長ねぎは薬味として味噌汁に入れたり，かに玉の具の中に入れたりといろいろな調理に使われる．薬味としてのねぎは小口切りにするが，繊維が強く十分咀嚼できず咽頭残留につながりやすい．かに玉でみじん切りにして使ったとしても，長ねぎ自体が硬く，咽頭残留しやすい．調理には玉ねぎを使うことを勧める．

こんにゃくやしらたきなども同様である．小さく切ればよいのではないかという考えもあるが，小さく切っても硬いものは硬いため，これらの食品を調理で用いることは難しく，別の食材で代替する．

2）硬いもの

ナッツ類，さくらえび，ごま，煎り大豆などは，食材そのものが硬く，咀嚼してもばらばらになるだけで，誤嚥しやすい．きゅうりなどの生野菜も細かく切っても同様である．基本的に野菜は加熱し，軟らかく煮るほうがよい．ナスなど皮の硬いものは皮をむいてから煮る．大根やかぶなど加熱により皮が軟らかくなるものでもすじとなることがあるので，皮を厚めにむいて軟らかく仕上げる．

3）厚みのないもの

厚みのない（薄い）焼きのりやわかめは，口蓋にくっつきやすい．舌運動の低下がみられる患者は，口蓋にくっついた食べ物を舌でとることができず，箸やスプーンなどを口蓋に当ててとるような仕草をみせる．咀嚼は，口腔内にある食べ物を認知して，はじめて始まる．口腔内での食べ物の認知は，その硬さや大きさ，味などいろいろな要素が影響するが，口腔内の環境が十分でないと認知機能は低下し，食べ物が口に入ってもうまく情報をキャッチできない．口腔内の食べ物の認知機能が低下すればうまく咀嚼できずにため込んでしまい，また咀嚼しても不十分でうまく食塊形成ができない．

口に入る食べ物は硬いものほど，大きいものほど，認知しやすい．しかし咀嚼機能の低下した患者にとって，硬い食べ物は食べづらく，うまく食塊形成できないため，誤嚥や窒息につながるおそれもある．そこで，認知機能を高めるために，硬いものは軟らかく調理し表面積（咀嚼面積）が大きくなるように切る．たとえば，せん切りではなく，いちょう切りにするなどである．また1mm以下に薄く切るのではなく5mm，1cmとある程度の厚みが出るよう意識して切る．これらを加熱し，軟らかくすることで，ある程度の大きさでも咀嚼することができる．

4）パサパサしたもの

咀嚼や食塊形成には，唾液は重要な要素の一つである．食塊形成とは，咀嚼しながら唾液と混ぜ合わせ，飲み込みやすい塊を作るということであるが，高齢者は唾液の分泌が減少したり，薬の副作用による口腔乾燥などがみられ，咀嚼や嚥下機能に大きな影響を与える．食べ物が水分の少ないものであれば，唾液も不足し十分に食塊形成できず，口にため込んだり，窒息の原因になったりもする．調理では，水分を加え，軟らかく煮るようにする．

5）繊維の強いもの

ごぼうやたけのこ，れんこんなどの根菜類，青菜類，魚料理など繊維の強いものはうまく噛み切れず，口腔内に残留しやすい．咀嚼機能の低下が軽度であれば，繊維を断つように切ったり，しっかりと下ゆでしたりすることで対応できる．青菜は茎の部分が硬いので，葉先を使い十分加熱して軟らかくする．魚は，加熱するとたんぱく質が熱変性し，特に焼き魚は余分な脂や水分が落ちるため，どうしてもパサパサしがちである．長時間咀嚼しても食塊形成できず，口腔内に残留している事例をよくみかける．

6）酸っぱいもの

一般的に酢はむせやすいものである．酢の物は二杯酢ではなく，三杯酢にするなどして工夫する．

7）パラパラしてまとまりにくいもの

佃煮やふりかけなどは高齢者に好まれるが，実はこれがむせの原因となっていることが多い．また，肉料理は硬いからとひき肉で代替することがある．ひき肉は，つなぎを入れて団子にすればよいが，そぼろ状では口腔内でまとまらず，咽頭残留しやすい．

病院や施設でよく提供されているきざみ食は，きざむ大きさなどに焦点がおかれ，極きざみ，粗きざみなどと分類されている．「咀嚼は唾液と混ぜ合わせながら，飲み込みやすい形（食塊）を作る」ということを考えると，硬い食材でも構わず細かくみじん切りにしたきざみ食は，ばらばらのまま咽頭を通過するため，残留しやすく，誤嚥しやすい[4]．つなぎを入れたり，油脂や水分を加えるなどして，まとまりやすい食形態にする．

8）液状のもの

さらっとした液体は口腔や咽頭の通過速度が速く，喉頭の惹起不全や嚥下反射の遅延があればうまくタイミングが合わず，誤嚥につながりやすい．液体は，とろみをつけたりゼリー状にしたりして提供する．

嚥下食の品質管理

集団給食のなかで，嚥下食や介護食の提供は，手間やコストがかかり，簡単に調整できるものではない．さらに食事の提供の仕方により，病棟やユニットなどで他職種が管理することも少なくない．食事提供後のゼリー

の状態や粥の状態など変化しやすいものは，管理栄養士自身が把握し，提供後の変化が少ないように環境を整える必要がある．

　また，患者や利用者に合わせた個別対応も求められる．調理，加工の工程が多く，出来上がりのむらも出やすい．摂食機能障害患者にとっては，わずかな物性の違いで食べられなくなることもあり，同じ料理は同じ物性で提供できるよう厨房内での調理システムの確立が必要となる．

　摂食機能障害患者に対する栄養管理は，食形態の工夫や1回の摂取量，食事の回数などがポイントとなる．食形態は，個別の機能評価があってはじめて決定され，食材や調理の工夫とともに，他職種との情報交換や評価結果を確認しながら，進めていく必要がある．

〔江頭文江〕

● 文献
1) 小城明子ほか．要介護高齢者施設における食物形態の実態─食物形態の種類とその適用について．栄養学雑誌 2004；62：329-338.
2) 坂井真奈美ほか．臨床的成果のある段階的嚥下食に関する食品物性比較．日摂食嚥下リハ会誌 2006；10：239-248.
3) 坂井真奈美ほか．嚥下食の段階的な物性評価について．日本病態栄養学会誌 2007；10：269-279.
4) 金谷節子．嚥下食ピラミッド─難易度のレベル分け．金谷節子（編著）．ベッドサイドから在宅で使える嚥下食のすべて．東京：医歯薬出版；2006. pp23-26.
5) 江頭文江．嚥下食常識のウソホント．在宅生活を支える！これからの新しい嚥下食レシピ．東京：三輪書店；2008. pp8-10, 118.

Chapter VI

在宅における
呼吸・摂食機能療法の実際

1 医師，歯科医師の立場から

●「在宅」という場

　近年，「在宅」においても一貫した継続的および総合的な医療管理やリハビリテーションが求められるようになった．かかわる職種が限定され，医療設備が整っていない「在宅の場」は，患者を中心にして，介護者と在宅医療のエキスパートとの連携により支援される「日常の場」でもある．実際，呼吸・摂食機能療法により，ADLの維持・向上だけでなく，介護と呼吸・摂食機能療法が協働して生まれるちょっとした「日常の変化」がQOLを大きく向上させることをよく経験する．

●在宅における医療的制限

1 リスク管理

　在宅においては，病院や診療所で安全に行えることが行えないことがある．誤嚥や窒息などの緊急時に十分な対応がとれない，安全に処置を実施するには設備上の限界がある，一般の介護者がいちばんの管理者である，といった点が問題となる[1]．

2 呼吸・摂食機能障害の診断と評価

　在宅では，肺炎の診断を行うことが難しい．非定型な症状を呈することが多く，X線検査の実施も難しい．また，嚥下造影検査（VF）は，実施している施設までの搬送はどうするか，施設の受け入れ態勢は整っているかなど，課題が多い．在宅ではスクリーニングテストしか行えないことが多く，主治医の理解と協力がなければ，在宅での嚥下内視鏡検査（VE）の実施は難しい[1]．

●在宅における呼吸・摂食機能療法

1 患者や家族の要望「〜してほしい」

　「〜してほしい」という「要望（ディマンズ）」と「課題（ニーズ）」を混同してはいけない．「ニーズ」は，ADLやQOLの維持・向上を支えるものであり，潜在的で，患者や家族に自覚されていないことが多い．要望に隠れた真の「ニーズ」を見失うとADLやQOLの低下を招くことになる[2]．

MEMO

要望と課題（ニーズ）
たとえば「虫歯を治してほしい」という要望には，「口腔ケア」，「口腔機能向上」，「介護負担の支援体制」といったニーズが隠れていることがある．学校の休みが終わると治療した歯をまた治療したいと障害のある子どもが来院した．休みに入ると学校での口腔ケアが受けられなくなるため，治療した歯が虫歯になってしまう．また，「入れ歯を作ってほしい」といった要望には，「認知期や口腔・咽頭期の摂食機能障害」が隠れていることがある．この場合は，入れ歯を作っても食べることはできない．一方，入れ歯を修理すると，慢性の気管支炎が改善することもある．
このように要望に隠れたニーズを把握することが重要である．

❶ 望ましい家族指導のありかた

- 介護全体のなかで摂食・嚥下指導を位置づける
- 患者の機能向上だけでなく，家族の介護負担軽減も重視する
- 必須事項とオプション事項を明確にする
- チームのなかで指導内容の統一をはかり，量を調整する
- 多過ぎる情報で家族を圧倒しない
- 家族の労を認め，ねぎらう
- 少しのことでも家族をほめる
- 状況に合わせ指導内容を柔軟に変える
- 自分がその立場におかれたら実行できるかどうかを考えながら指導する
- 救命救急にかかわる手技はきちんとマスターしてもらう

(里宇明元．介護家族の立場からみた摂食・嚥下リハの問題点．臨床リハ 2000；9：894[6])

2 摂食機能障害に対する「思い」

患者や家族が，障害をどのように受け止めているのかを知ることは重要である（疾病・障害観，説明モデル[3]）．家族独自の介護スタイルには，「思い」や「こだわり」が潜んでいる．また，家族関係や経済力など「生活（環境，背景）」に対するわれわれの理解も重要である．「生活」と「思い」に添ったものでなければ，コンプライアンスは得られない．呼吸・摂食機能療法を生活の課題として介護者，ケアマネジャーなどと共有したい．

3 維持的管理，リハビリテーション

在宅では，誤嚥や窒息などのリスク管理が困難であるため，間接訓練や維持的な訓練が中心となってしまう．直接訓練は，患者・家族，医師の同意のうえ，他職種と連携し，リスク管理や環境の改善とともに進めなければならない[1, 5]．

4 望ましい在宅指導（❶）[6]

在宅で行われる訓練や代償法，介助法は当事者には日常の一部である．各職種がばらばらに指導したのでは，介護者の負担は増すばかりである．チーム内で指導内容を調整し，実現すべき「日常」像を共有したい．

■ 在宅ならではの状況

在宅療養の難しさを痛感する状況に直面することがある．たとえば，訪問診療の主治医に照会しても原疾患さえわからなくなっていることも少なくない．障害を適正に評価するために，原疾患，経緯，鑑別診断や予後は把握しておきたい．

また，在宅において経口摂取するうえで摂食状況および環境などを適正に整えていくには，在宅ならではの工夫と連携が必要となってくる（❷）．高齢者では非定型な症状を呈することも多いため，全身状態の見過ごしに

MEMO

説明モデル
アーサー・クラインマン（精神科医・医療人類学者）が提唱した，出来事として「病気になること」を考えるうえで重要な手掛かりとなる概念のひとつ．患者や家族や治療者がある特定の病いのエピソードについて「抱く考え」や「説明するときに参照する枠組」のことである．当事者は各々異なった「説明モデル」をもって「病い」に臨んでおり，各自の「病いの語り（ナラティヴ）」と固く結びついている[4]．

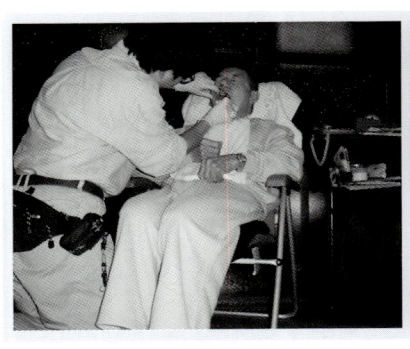

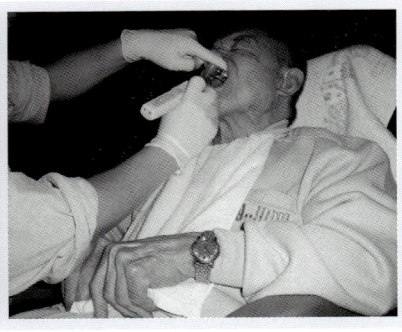

❷ 在宅における専門的口腔ケアの実際

日常的な工夫として，キャンプ用の椅子がいちばん適していた．

❸ 在宅における摂食機能障害のチェックポイント

何を食べて（飲んで）いるか？
- 食形態，食事量，経口/経管の割合
- 唾液管理，内服状況など

どのように食べて（飲んで）いるか？
- 自立（だれの〈だれによる〉助言や指導か，介助，補助具）
- 能率（時間，回数，特別な嚥下方法，疲労度）
- 環境（だれと，どこで，どんな姿勢や服装か）

健康状態，致命度，医学的安定度
- 水分・栄養状態，呼吸器合併症など

QOL
- どのような状況で，どんなふうに，食べ，飲み，話をしているのか

❹ 在宅療養患者の「嚥下リハ」で陥ってはいけない状況

① 無理な経口摂取の試みによる誤嚥・肺炎：不必要な「経口禁」からは離脱が可能であるが……．「経口禁」になった経緯，そのときの状況をよく聞いて，「口腔咽頭機能」「全身状態」の両者の改善を確認してから，次の行動に移ること．家族が，全身状態全般への配慮より飛びぬけた経口摂取へのこだわり・期待をもっている場合もある

② 適切でない摂食の継続による誤嚥・栄養障害：「姿勢」と「食物形態」，「詰め込み」が問題であることが多く，前二者は環境要因，家族要因が大きいので，現状をよく把握して，現実可能な改善を図ること

③ 見過ごされやすい脱水・栄養障害：頻繁な発熱の一因はここにある場合もある

④ 関係者間の意見の相違：「医師」との意思疎通に不満のある場合が多いようである．上手に意見交換するのもプロの医療者の技術の一つと思って，前向きに連絡をとっていってほしい

(藤谷順子．在宅療養患者の「嚥下リハ」で陥ってはいけない状況．藤島一郎ほか〈編〉．嚥下リハビリテーションと口腔ケア．東京：メヂカルフレンド社；2001．p131[7])

は気をつけたい．抑うつ状態や認知機能にも注意が必要である（❸）．在宅では情報の行き違いが生じやすいため，顔を合わせた意見交換の大切さを実感する．

在宅における嚥下リハビリテーションで「陥ってはいけない状況」を❹に示す[7]．

● 症例

65歳，男性．心筋梗塞，糖尿病，脳出血後遺症，右片麻痺，運動性失語，白内障．妻と娘の3人家族．寝たきり状態，全量経鼻経管による栄養摂取，ギャッチアップで30分の座位は可能．無歯顎で，舌運動がきわめて不良である．

主治医から呼吸・摂食機能療法を依頼された．退院当初，摂食機能障害があるにもかかわらず，歯科往診にて総義歯を作製，失望していた．訪問看護師による指導でイソジンガーグル®とガーゼ清拭により口腔内はきわ

めて清潔であった.

　口腔ケアを開始するとともに,訪問マッサージにて上体および頚部のアプローチも依頼する.2か月半後,舌の可動域・形態が改善,ゼリーによる直接訓練を開始する.楽しみの経口摂取が可能になると,表情や発声を取り戻した.当初,妻は食形態に苦しんだが,本人の表情を見て調理を楽しむようになると,切られたままであった有線音楽のスイッチが入った.摂食機能障害へのかかわりにより,自ずから在宅の場が変わっていった.

〈水野昭彦〉

● 文献

1) 溝尻源太郎.在宅療養患者に対する摂食・嚥下リハビリテーションの実際.藤島一郎ほか（編）.嚥下リハビリテーションと口腔ケア.東京：メヂカルフレンド社；2001.pp126-131.
2) 竹内孝仁.ケアマネジメント―TAKEUCHI実践ケア学.東京：医歯薬出版；1996.pp21-29.
3) 村岡潔.説明モデル.医療人類学研究会（編）.文化現象としての医療―「医と時代」を読み解くキーワード集.大阪：メディカ出版；1992.p218.
4) 野口裕二.物語としてのケア―ナラティヴ・アプローチの世界へ.東京：医学書院；2002.pp60-65.
5) 大熊るりほか.直接的嚥下訓練の実際.臨床リハ 2000；9：877-884.
6) 里宇明元.介護家族の立場からみた摂食・嚥下リハの問題点.臨床リハ 2000；9：890-894.
7) 藤谷順子.在宅療養患者の「嚥下リハ」で陥ってはいけない状況.藤島一郎ほか（編）.嚥下リハビリテーションと口腔ケア.東京：メヂカルフレンド社；2001.p131.

2 リハビリテーションスタッフの立場から

はじめに

　在宅における摂食機能障害に対するアプローチでは，とりわけチームの連携が重要となる．そのほかの在宅ケアでも連携はいうまでもなく重要なものであるが，摂食機能障害をかかえる患者のケアをするときには身にしみてそのことを感じる．
　その理由には以下のものがある．
　①摂食機能障害をかかえる患者は介護度が高いことが多く，多職種がかかわっている．
　②呼吸，栄養状態，口腔ケア，ADL，食事介助など単一の職種でサポートすることが難しく，各々の情報交換が重要となる．
　③家族および本人の意向により，ケアの内容が大きく変化するため，職種間の目標の統一が必要である．
　以上をふまえ，各職種が気がついた問題点をその専門性を有する職種に適切に連絡することが大切である．
　筆者が，在宅ケアを行う際に注意している項目を❶に示す．これらのことに留意し，在宅医，訪問看護師，介護士，ケアマネジャー，歯科衛生士，家族との連携が必要である．

ゴールの設定

　在宅での摂食機能障害において，家族の意向は非常に重要な要素となる．重症患者で明らかな誤嚥が認められ，経口摂取に危険性が伴う場合でも，家族の気持ちとしてはなんとか口から食べられるようになってほしいという場合もある．そのようなときに，専門家として正しい情報を家族に与え，そのうえで家族はどのようにしたいのか，きちんと話し合いをする必要がある．
　難しい症例は中等度の摂食機能障害で，どこまでの経口摂取を考えるかが問題となる．中等度の摂食機能障害の場合，グレーゾーンが非常に多く，かかわっている専門職間でも意見が分かれることが非常に多い．このような場合はしっかりと本人と家族の意思を確認することが重要である．
　以下，筆者が経験した初期から末期までの摂食機能障害を有する筋萎縮性側索硬化症（amyotrophic lateral sclerosis：ALS）の症例をとおして各々の時期にどのようなアプローチを行ったのかを述べる．

❶在宅療養における注意項目

- 口臭
- 食事時間の延長
- 安静時の喘鳴
- 呼吸数の変化
- 体重の減少
- 注意力・集中力の低下
- 流涎の増加
- 歯肉の状態
- 食事時の疲労感

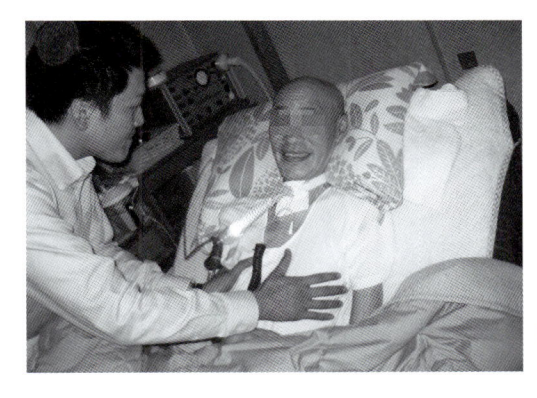

❷ 呼吸介助および胸郭の可動域訓練

症例

45歳，男性，ALS（球麻痺症状なし）．

2003年よりALSを発症，現在妻と長男の3人暮らし．同年より訪問看護ステーションから訪問リハビリテーションにて介入を開始する．

身体能力の低下およびADLの低下により徐々に訪問リハビリテーションのかかわりも変化してきているので，初期，中期，末期の3つの時期に分けて説明をする．

1 初期：固形物経口摂取可能時期（2003〜2006年）

この時期は，咀嚼などが可能であったため，以下のようなプログラムを行っていた．

① 食事時のポジショニングの決定：頸部・体幹筋力の低下により，嚥下補助筋が姿勢保持にはたらき十分な嚥下動作ができないため，嚥下補助筋がはたらきやすいようにリクライニングおよび枕の位置を設定した．

② 四肢および胸郭の可動域訓練：リクライニング時の座位の安定のため，股関節のしっかりとした屈曲可動域の維持と，将来起こることが予想される呼吸障害のために胸郭の可動域の維持および拡大に努めた．

2 中期：侵襲的人工呼吸器の導入時期（2006〜2008年）

この時期は人工呼吸器の導入により，気道内分泌物の増加，嚥下困難感などが出現した．人工呼吸器の使用は間欠的であった．

① 呼吸介助および胸郭の可動域訓練（❷）：気道クリアランスを目標として呼吸介助などを行い，1回換気量の増加に努めた．

② 腹臥位でのポジショニング：下側肺障害の予防のため腹臥位でのポジションをとり，下側部のクリアランスを目指した．

③ バイブレーションによる誤嚥物の除去：食事時の誤嚥も少しずつ増

加してきたため，食事後の縦揺れのバイブレーションを活用した誤嚥物の除去に努めた．

3 末期：胃瘻造設時期（2009年）

この時期は経口摂取が困難となったため，胃瘻を造設した．この頃になるとほぼ24時間人工呼吸器にて呼吸を管理していた．
① 腹臥位でのポジショニング：下側肺障害の予防のため腹臥位でのポジションをとり，下側部のクリアランスを目指した．
② 呼吸介助および胸郭の可動域訓練：気道クリアランスを目標として呼吸介助などを行い，1回換気量の増加に努めた．
③ 楽しみのための経口摂取：誤嚥しにくく，また少量の誤嚥なら問題のない，緑茶ゼリーなどを経口摂取した．
④ 排痰のためのポジショニング：右肺からの分泌物が多量にあるため，効率的に排出するポジショニングを行った．

本症例は，2010年に肺炎にて死亡となった．訪問リハビリテーションの場面や担当者会議で，何回も家族と本人に意思を確認して，楽しみ程度でもリスクはあることなどを説明し同意を得たうえでリハビリテーションを提供していた．

少しずつ四肢の筋力が低下するなか，病期によりさまざまな問題点が出現したため，常にプログラムの検討が必要な症例であった．

まとめ

在宅における摂食機能障害によって引き起こされる呼吸障害は，重篤なケースがほとんどであり，家族および本人などへの総合的なサポートが必要となる．そのため，かかわるセラピストもさまざまな職種と連携をとりつつ自分の専門性をしっかりともち，アプローチすることが大切となる．

筆者が経験した症例には，ヘルパーの食事介助中に窒息して死亡した例もある．摂食機能障害では，誤嚥性肺炎のリスク管理も非常に重要であるが，それ以上に窒息という緊急事態に対応するための知識や技術も習得する必要があることを最後に強調したい．

〔張本浩平〕

索引

和文索引

あ
アイシング　76
あえぎ呼吸　47
粗きざみ　123
安静　73

い
息こらえ嚥下　81
意識嚥下　12
意識的な嚥下　83
意識レベル　30
異常な呼吸音　43
胃食道逆流　109
　　──症　25, 59
　　──性肺疾患　25
　　──防止　59
一般食　118
医療用濃厚流動食　110
咽頭　7
咽頭嚥下　7
咽頭期　4, 28, 31
咽頭クリアランス　60
咽頭洗浄法　60
咽頭（嘔吐）反射の惹起　79
院内肺炎　18

う
運動神経疾患　38

え
栄養障害　106
エネルギー　106
嚥下圧検査　36
嚥下運動　2, 4
　　──のメカニズム　12
嚥下機能の評価　33
嚥下障害の問診　28
嚥下食　110, 118
　　──の栄養量　111
　　──の形態　110
　　──の定義　110
　　──の統一基準　113
　　──の品質管理　123
嚥下性無呼吸　13, 40
嚥下造影検査　35
嚥下内視鏡検査　35

お
嚥下に関与する器官　7
嚥下に関与する筋群　98
嚥下能力の指標　32
嚥下の特徴　5
嚥下パターン訓練　81
嚥下反射　4, 15, 60
　　──の惹起　80
延髄外側症候群　37, 38
円背　81

お
横隔膜　53
温熱療法　76

か
カーテン徴候　31
開口運動　76
開口反射を利用した開口　77
外呼吸　8
介護食　110
咳嗽　15, 65
　　──訓練　69
　　──能　40, 51
　　──の機序　15
　　──反射　14, 15
改訂水飲みテスト　33, 34
顎関節拘縮　76
顎関節の可動域訓練　76, 81
加工処理期　4
過呼吸　45, 65
ガス交換　8
画像診断　40
下側肺障害　95
活動係数　108
活動レベルの把握　100
下部胸郭　11
　　──の呼吸介助　70
加齢　38, 86
簡易嚥下誘発試験　33, 34, 60
換気　8
換気血流比不均等　94
換気障害の分類　50
換気能　40, 48
間質性肺炎　18, 22
間質性肺水腫　22
乾性咳嗽　65
関節可動域訓練　80

き
間接訓練　74
寒冷刺激法　79

き
奇異呼吸　46
気管呼吸音　43
気管支拡張症　21
気管支呼吸音　43
気管支喘息　20
気管支肺炎　18
気管支肺胞呼吸音　43
気胸　25
きざみ食　121, 123
義歯性プラーク　89
義歯の清掃　89
偽性球麻痺　37
基礎エネルギー消費量　108
気道クリーニング　69
気道反射　14
気道防御機能　7
機能的残気量　11
　　──の減少　94
嗅覚障害　107
吸気　10
　　──筋　95
急性拘束性肺疾患　21
急性呼吸促迫症候群　21
吸息　9
球麻痺　12, 37
胸郭可動域訓練　68
胸郭捻転法　62
胸郭の運動　11
胸郭の可動性　40, 52, 65
胸郭の関節可動域訓練　80
胸鎖乳突筋　80, 100
胸式呼吸　10
強制呼気介助　72
強制的換気　69
胸部X線の読影手順　41
頰部の離開　75
胸膜摩擦音　44
共鳴音　44
気流の改善　69
筋萎縮性側索硬化症（ALS）　38, 130
筋疾患　38
筋電図検査　36

■く

空気飢餓感　100
空気の口腔内移動　77
空腹感　5
クスマウル呼吸　46
口すぼめ呼吸　46

■け

経管栄養療法　109
経口栄養療法　110
経腸栄養剤　106
頚椎の可動性　80
経皮的動脈血酸素飽和度　47
経皮内視鏡的胃瘻造設術　109
経皮内視鏡的腸瘻造設術　109
頚部伸筋　80
頚部聴診法　33, 34
頚部のアイスマッサージ　82
頚部の関節可動域訓練　80
頚部のストレッチ　67
ゲル化剤　119
嫌気性細菌　87
肩甲下筋　80
減呼吸　45

■こ

口蓋反射の惹起　80
口腔　7
　——感覚　85
　——乾燥　86
　——期　3, 28, 31
口腔ケア　85
　——の介助　89
　——の時期　89
口腔内常在細菌　87
口腔の防御機構　86
高次脳機能障害　29
口唇・頬部へのアプローチ　74
口唇突出　76
口唇閉鎖　4
拘束性換気障害　50
　——の特徴　51
拘束性肺疾患　21
喉頭下降　86
喉頭閉鎖反射　14
口輪筋　77
誤嚥性肺炎　24, 28
　——の診断基準　29
　——の発症条件　57
　——の発症・増悪予防　64
　——の予防　64

誤嚥性肺疾患　23
誤嚥性無気肺　24
鼓音　44
呼気　10
　——筋　95
　——促通　59
呼気反射　15, 16
　——改善　61
　——促通手技　62
呼吸運動　8
　——のメカニズム　12
呼吸嚥下協調訓練　81
呼吸音　42
　——の延長　44
　——の減弱・消失　44
呼吸介助　69
呼吸機能評価　40
呼吸訓練　66, 82
呼吸コントロール訓練　68
呼吸困難感　40, 53
呼吸困難の発生メカニズム　100
呼吸仕事量　68
呼吸状態の評価　64
呼吸数　45, 64
　——の異常　45
呼吸性移動　44
呼吸・摂食機能療法　57
呼吸努力感　100
呼吸に関与する筋群　95
呼吸能力　40, 45
呼吸パターン　45, 46, 64
　——の改善　69
呼吸不整　46
呼吸補助筋　65
呼吸リハビリテーションの方法　64
呼吸リハビリテーションの目的　64
呼息　9
孤束核　12
骨粗鬆症　107
混合性換気障害　50

■さ

細菌性肺炎　18
最大吸気量　11
在宅での栄養管理　113
在宅における呼吸・摂食機能療法　126
サルコイドーシス　22
残気量　11
酸素解離曲線　47
酸素化能　40, 47

■し

シーソー呼吸　46
耳下腺唾液　86
刺激全唾液流量　86, 87
歯垢　87
　——中のpH　89
　——の形成　87
　——の除去　88
脂質必要量　108
自助具　112
姿勢　92
　——調整法　98
　——保持機能　30
市中肺炎　18
湿性咳嗽　65
斜角筋　100
自由嚥下　12
周期性呼吸　45
重症筋無力症　38
終末呼吸　47
主観的包括的アセスメント　108
主気管支の分岐角　42
準備期　3, 28, 31
傷害係数　108
少呼吸　45
上肢活動　11
小肺葉性肺炎　18
上部胸郭　11
　——の呼吸介助　70
静脈還流量　101, 102
食形態　117
食事介助　112
食事のアップ方法　111
食事の回数　117
食事の質　117
褥瘡　107
食道期　4, 28, 31
食物認知　6
食欲　5
徐呼吸　45, 64
食塊運搬　4, 6
　——機能　7
食塊形成　7
　——期　4
シルエットサイン　42
心胸郭比　42
神経機構　12
浸潤影　42

■す
水分摂取　119
スパイログラム検査　48

■せ
清音　44
正常な呼吸音　43
整腸作用　107
声門閉鎖訓練　82
咳テスト　34
舌圧検査　36
舌運動の促通　78
摂食　5
摂食・嚥下しにくい食品　111
摂食・嚥下能力のグレード　32
摂食機能障害とポジショニング　96
摂食訓練食の選択　84
舌・舌根へのアプローチ　78
舌苔　87
舌の弛緩　78
舌の清掃　90
舌のタッピング　78
セミファウラー位　101
ゼラチンゼリー　119
ゼリー状　119
ゼリー食　111
前傾座位　102
先行期　3, 28, 29
浅呼吸　65
蠕動運動　4
全肺気量　11
浅頻呼吸　46

■そ
僧帽筋　80
側臥位での呼吸介助　71
組織呼吸　8
咀嚼　6
　──筋の筋力増強　78
　──筋の促通　77

■た
体位呼吸療法　73
体位排痰法　73
体位変換の効果　73
体幹機能改善訓練　82
体幹の回旋運動　67
体幹のポジショニング　98
代謝性呼吸　12
体重減少　106
大肺葉性肺炎　18
唾液　86

　──分泌部位　87
　──分泌抑制　86
唾液分泌量　86
　──の低下　107
濁音　44
多呼吸　45
打診　44
タッピング　76
他動的挺舌　78
多発性脳梗塞　38
段階的摂食訓練　84
断続性ラ音　44
たんぱく質必要量　108
単容量　10

■ち
チアノーゼ　47
チェーンストークス呼吸　45
超音波検査　36
聴取時に注意すべき主訴　41
聴診　42, 65
　──部位　67
腸蠕動活動　59
腸内細菌　107
直接訓練　83

■て
低栄養状態　106
低酸素状態の評価　47
低酸素性肺動脈攣縮　23

■と
頭頸部のポジショニング　98
頭部挙上訓練　83
動脈血液ガス分析　47
特発性肺線維症　22
とろみ調整食品　119

■な
内呼吸　8
軟口蓋挙上　79
軟口蓋へのアプローチ　79
軟菜　118

■に
二酸化炭素（炭酸ガス）の評価　47
二点弁別閾　85
認知期　3

■ね
粘液栓　23

■の
脳梗塞　38
濃厚流動食　120

■は
肺炎　18
　──の分類　19
肺音の分類　42, 66
肺活量　11
肺化膿症　18
肺癌　23
肺気腫　21
肺気量　10, 44
　──分画　49
肺水腫　25
肺線維症　22
肺膿瘍　18
バイブレーション　73
肺胞呼吸　8
　──音　43
バケツハンドル運動　11
パターン形成器　37
ばち状指　47
発語訓練　82
鼻反射　14
歯の脱灰　89
ハフィング　69
反射性の嚥下　12
反射の誘発　79
半腹臥位療法　62
反復唾液嚥下テスト　33, 60

■ひ
ピークフロー　51
ビオー呼吸　46
びまん性誤嚥性細気管支炎　24
びまん性肺疾患　20
びまん性肺胞傷害　22
びまん性汎細気管支炎　20
病態把握　40
病歴聴取　40
鼻翼呼吸　47
頻呼吸　45, 64

■ふ
フードテスト　33, 34
フーバー徴候　46
腹臥位管理法　95
副雑音　42, 44
腹式呼吸　10, 62
腹部マッサージ　59
複容量　11
不顕性誤嚥　110
プッシング法　82
ブローイング　79

フローボリューム曲線　51
フローボリューム検査　48
■へ
閉口運動　76
閉口不可　77
閉塞性換気障害　50
　　──の特徴　51
閉塞性肺疾患　20
ペースト状　119
■ほ
ポジショニング　59, 92
　　──の実施基準　59
捕食　6
ポストリフト　68
ポンプハンドル運動　11
■ま
マイコプラズマ肺炎　20
慢性気管支炎　21
慢性拘束性肺疾患　22
慢性呼吸細気管支炎　20
慢性呼吸細気管支周囲炎　20
慢性閉塞性肺疾患　20, 40, 96, 106
満腹中枢　6
■み
味覚　107
　　──障害　107
水飲みテスト　33, 34
■む
ムース状　119
無気肺　22
　　──の発症原因　23
無呼吸　47

　　──反射　14
■め
免疫調節作用　107
メンデルソン症候群　24
メンデルソン法　83
■も
問診　40
■や
薬剤性嚥下障害　29
■ゆ
ユニバーサルデザインフード　115
■よ
予測肺活量　48
　　──の計算式　49
予備吸気量　11
予備呼気量　11
■ら
ラ音　44
■り
リラクセーション手技　66
■れ
連続性ラ音　44
■ろ
肋間筋のストレッチ　67
■わ
ワレンベルグ症候群　37

数字・欧文索引

■数字
1回換気量　11
1回の摂取量　117
1秒率　49

1秒量　49
2次嚥下　7
■欧文
ARDS　21
Baldwinの式　49
COPD　20, 40, 96, 106
　　──患者の栄養管理　109
CP角　41
CTR　42
FES　78
FEV_1　49
$FEV_{1\%}$　49
Fletcher-Hugh-Jonesの分類　53
FRC　94
GCS　30
GERD　25, 59
GOLDの分類　53
JCS　30
Jenkins' concept　89
MWST　34
PEG　109
PEJ　109
PEM　106
ROM訓練　80
RSST　33, 60
SGA　108
SpO_2　47
SSPT　34, 60
valsalva法　82
VE　35
VF　35

呼吸からみた摂食機能障害

2012年9月3日　初版 第1刷発行©〔検印省略〕

編　集	太田清人
発行者	平田　直
発行所	株式会社 中山書店
	〒113-8666　東京都文京区白山 1-25-14
	TEL 03-3813-1100（代表）
	振替 00130-5-196565
	http://www.nakayamashoten.co.jp/
DTP制作・装丁	臼井弘志＋藤塚尚子（公和図書デザイン室）
印刷・製本	株式会社シナノ

ISBN978-4-521-73537-5
Published by Nakayama Shoten. Co., Ltd. Printed in Japan
落丁・乱丁の場合はお取り替え致します

- 本書の複製権・上映権・譲渡権・公衆送信権（送信可能化権を含む）は株式会社中山書店が保有します．

- JCOPY ＜（社）出版者著作権管理機構 委託出版物＞
本書の無断複写は著作権法上での例外を除き禁じられています．複写される場合は，そのつど事前に，（社）出版者著作権管理機構（電話 03-3513-6969,FAX 03-3513-6979. e-mail: info@jcopy.or.jp）の許諾を得てください．

- 本書をスキャン・デジタルデータ化するなどの複製を無許諾で行う行為は，著作権法上での限られた例外（「私的使用のための複製」など）を除き著作権法違反となります．なお，大学・病院・企業などにおいて，内部的に業務上使用する目的で上記の行為を行うことは，私的使用には該当せず違法です．また私的使用のためであっても，代行業者等の第三者に依頼して使用する本人以外の者が上記の行為を行うことは違法です．

中山書店の好評看護書

動画でわかるシリーズ 📀DVD VIDEO

動画でわかる 摂食・嚥下リハビリテーション

監修◉
藤島一郎（浜松市リハビリテーション病院）
柴本 勇（国際医療福祉大学保健医療学部 言語聴覚学科）

B5変型判／144頁／DVD-VIDEO付／定価（本体3,600円＋税）

CONTENTS

- 第1章　摂食・嚥下のメカニズム
- 第2章　摂食・嚥下障害の観察と評価
- 第3章　ナースが行う摂食・嚥下訓練の実際
- 第4章　アプローチの実際
- 第5章　口腔ケア
- 付録

動画でわかる 摂食・嚥下障害患者のリスクマネジメント

監修◉
藤島一郎（浜松市リハビリテーション病院）
柴本 勇（国際医療福祉大学保健医療学部 言語聴覚学科）

B5変型判／160頁／DVD-VIDEO付／定価（本体3,800円＋税）

CONTENTS

- 第1章　摂食・嚥下障害とリスクマネジメント
- 第2章　疾患・病態による摂食・嚥下障害の経過とその理解
- 第3章　摂食・嚥下評価のリスクマネジメント
- 第4章　基礎的嚥下訓練のリスクマネジメント
- 第5章　摂食訓練のリスクマネジメント
- 第6章　経管栄養のリスクマネジメント
- 第7章　吸引におけるリスクマネジメント
- 第8章　摂食・嚥下障害患者の服薬とリスクマネジメント
- 第9章　口腔ケアとリスクマネジメント
- 第10章　トラブルが起きたときの対処法

動画でわかる 呼吸リハビリテーション 第2版

●編集
高橋仁美（市立秋田総合病院リハビリテーション科）
宮川哲夫（昭和大学大学院保健医療学研究科呼吸ケア領域）
塩谷隆信（秋田大学医学部保健学科理学療法学専攻）

B5変型判／272頁／DVD-VIDEO付／定価（本体3,200円＋税）

CONTENTS

- 第1章　呼吸リハビリテーションとは
- 第2章　呼吸リハビリテーションに必要な呼吸器の知識
- 第3章　呼吸リハビリテーションの進め方
- 第4章　呼吸リハビリテーションに必要な評価
- 第5章　呼吸リハビリテーションのプログラム
- 第6章　呼吸リハビリテーションの実際